河野太郎とワクチンの迷走

大村大次郎
OHJIRO OHMURA

本書は2023年3月31日までの情報で構成されています。

はじめに

現在、日本ではまだ新型コロナ禍が終わっていません。

２０２３年に入って感染者数が落ち着き、様々な規制は緩和されました。が、今でも感染対策、ワクチン接種などに、国民は振り回されています。

しかし、ほかの国はそうではありません。世界中のほとんどの国で、新型コロナ禍はもう1年以上も前に終わっているのです。アメリカの大リーグの中継を見ればわかるように、もう２０２２年にはマスクをしている観客はほとんどいませんでした。

また世界中の国々で、２０２２年になるとワクチン接種をしなくなりました。たとえば、ワクチン製造国であり、新型コロナの最大の被害国であるアメリカは、２０２１年の秋から、国民のほとんどがワクチン接種をやめています。ブースター（追加免疫）接種をした国民は3割程度であり、日本の半分以下です。

世界では、「ワクチンに効果がないこと」「深刻な副反応があること」などがメディアで報じられるので、多くの人たちはワクチンから離れていったのです。

しかし日本は相変わらずワクチンを打ち続け、ワクチン接種率は2023年2月現在、断トツで世界一なのです。そして新型コロナの感染率、死亡率も世界一となっています。まるで日本だけが別世界にいるかのように、世界から1年以上も遅れてまだ新型コロナ禍にいるのです。

この日本の特異な状況が生まれたのは、一人の愚かな政治家が大きく関係しています。その政治家とは河野太郎氏のことです。

初代ワクチン担当大臣だった河野太郎氏は、「自分の言ったこと以外はすべてデマだ」として、メディアに強い圧力をかけました。また河野太郎氏は自らもSNSを駆使し、新型コロナ情報を発信していました。

そして政府のワクチン政策などに少しでも疑問を持つ人に対しては「陰謀論者」「反ワクチン」などと攻撃し、「ワクチンこそが絶対正義」という価値観を国民に植え付けました。

ワクチンを打たない人は、まるで犯罪者のような扱いを受けるようになりました。

専門家の中にも、当初からワクチンに疑問を持つ人はたくさんいたのですが、そういう人たちの意見は一切封じられ、ワクチンを推進する専門家ばかりが政府に重用され、広報活動を行っていたのです。

一国の大臣が、しかもワクチンを担当する大臣が、これほど自信を持って強い口調でワクチンを推進するのですから、国民が信用しないはずがありません。その結果、「日本だけが新型コロナが終わらない」という状況をつくり出してしまったのです。

日本の新型コロナ対策は大失敗だったと言えます。そして、この大失敗の流れをつくった重要人物の一人が河野太郎氏だと言えるのです。この大失敗のすべての原因が河野太郎氏とは言いませんが、彼が大きな責任を負っていることは間違いありません。

本書は、「河野太郎氏の所業を通じて、日本の新型コロナワクチン政策がいかにデタラメで危険なものであるかを検証していく」という趣旨を持っています。

新型コロナワクチンの危険性を見抜けなかった人は河野太郎氏だけではありません。WHOが積極的に推奨し、自民党などの与党だけではなく、野党のほとんど、共産党までもが、新型コロナワクチンを手放しで推進しようとしました。またノーベル賞を受賞した科学者も推奨していました。

だから、「河野太郎氏だけに責任を負わせるのは酷だ」という考えもあるでしょう。

しかし、「多くの人が言っていたのだから責任は免れる」というのは、大きな間違いです。また、もし「多くの人が言っていたのだから責任は免れる」のであれば、誰も国の政治に責任を持たなくていいということになります。

河野氏が、当初喧伝《けんでん》したワクチンの効果は、ほとんどありませんでした。また河野太郎氏は、ワクチンに関して不都合なデータがいろいろ出てきたり、被害を訴える人が出てきたりしたときに、それを握りつぶそうとしてきました。

彼はこれらのことについて、これまで一切の謝罪も行っていません。そのことだけをとっても、彼が、もっともっと、社会から糾弾されなければならないと筆者は考えます。

もし河野太郎氏がワクチン担当相でなければ、まだ日本の被害は少なくて済んだはずです。河野太郎氏自身の責任も多々見受けられるのです。

繰り返しますが、筆者は河野太郎氏だけにワクチン政策の責任のすべてを押し付けるつもりはありません。しかし、河野氏が負うべき責任は、必ずあります。

本書では、まず河野氏のその責任を徹底的に追及することで、ワクチン政策全体の非をつまびらかにする端緒としたいのです。

はじめに

目次

河野太郎とワクチンの迷走

第6章　ワクチン被害者を冒涜しつづける

●ワクチンの被害には絶対に触れない
●超過死亡の原因は運動不足!?
●東近江市の衝撃データ
●10代の子もワクチン接種後かなり死亡している
●厚生労働省発表のワクチン有害事象さえ報道されない
●厚労省発表は「大幅な過少申告」の疑い
●世界はワクチンから離れている
●2021年秋からワクチンを見限ったアメリカ国民
●制御不能となったワクチン教の国民
●マウスのみの治験で承認されたオミクロン対応ワクチン
●入国時にワクチン3回接種を義務付けているのは日本だけ
●2022年にはさらに超過死亡記録を更新
●「超過死亡の原因はわからない」と平気で言う厚生労働省
●次々に明るみに出るワクチンの薬害
●河野太郎氏の重大な責任
●ワクチンのもっとも重要な情報を隠蔽する
●ワクチン情報に重大な誤りが発覚しても謝罪も訂正もしない
●当然するべきワクチン接種の追跡調査をしていない
●「反ワクチン」という言葉を広め、国民を分断

装　丁◉ 柿木貴光
カバーPHOTO ◉ Adobe Stock

序章

～ワクチン接種率世界一なのにコロナ死亡率も世界一～

ＮＨＫの特設サイト「新型コロナウイルス」によると、日本は人口あたりのワクチン接種率が世界1位となっています(２０２３年2月28日現在)。２０２２年後半から日本は、ワクチン接種率が世界1位となり、２０２３年現在もそれをキープしています。

その一方で、ＷＨＯの発表では、日本は２０２２年11月以降、感染者数が世界一となっています。

そして２０２２年11月から日本の新型コロナによる死者数は、アメリカに次いで世界2位です。人口あたりに換算すれば日本が断トツの世界一です。

２０２２年12月の第４週は一週間で、世界全体では新型コロナの死者は約1万人であり、そのうち15％以上が日本人の死者だったのです。

「ワクチン接種率が世界一なのに、コロナ死者率も世界一？」

このことを聞けば、誰もが首をかしげるはずです。

「もはや世界ではコロナ感染者やコロナ死者のカウントを行っていないので、本当はもっと多いはず」

と言う人も中にはいます。

しかし、かつてのような新型コロナの猛威は、すでに世界では収まっていることは間違いありません。新型コロナの初期には世界中で、病院が逼迫《ひっぱく》し、死者が激増する様子が報じられていましたが、今はそういうニュースはまったくありません。だから、世界中のほとんどの地域で、すでに新型コロナは収まっているのです。

にもかかわらず、日本だけが２０２２年12月になっても相変わらず、感染者や死者が増加し、医療は逼迫していたのです。

そして、もっとも恐ろしいのが、国民のほとんどがこれらの世界のニュースを知らないということです。日本で感染者や死者が増えていることは知っていても、「日本が今、世界で一番新型コロナの被害が大きいこと」「世界ではもはやワクチンを接種している人々は非常に少ないこと」は知りません。

もしこのニュースが国民に知れ渡れば、絶対にこう思うはずです。

「日本の感染爆発はワクチンが原因なんじゃないの？」と。そしてワクチンを打つ人はいなくなるはずです。

実際、欧米では国民が新型コロナワクチンの矛盾をデータで知り、現在はほとんどワクチン接種を行っていません。日本だけが、いまだに大量のワクチンを打ち続け、被害を拡

ワクチン接種 人口100人あたりのワクチン接種回数

		2022年12月28日	2023年2月28日	2カ月間の増加分
1位	日　本	296	308	12
2位	ベトナム	270	271	1
3位	韓　国	250	250	0
4位	中国	243	245	2
5位	イタリア	243	244	1
6位	ドイツ	228	230	2
7位	フランス	226	228	2
8位	イギリス	224	224	0
9位	ブラジル	223	225	2
10位	アメリカ	199	202	3

（NHKの特設サイト「新型コロナウィルス」より、著者が小数点以下は四捨五入）

大させ続けているのです。

つまりは、日本ではワクチンに関するネガティブ情報が一切報じられないので、国民はワクチンを信じ続け、新型コロナで死に続けているのです。

上の表を見てください。

これはＮＨＫの特設サイトに掲載されている人口１００人当たりのワクチン接種率を示したものです。

この表は、２０２２年12月28日の時点と２０２３年２月28日の時点でのデータを載せています。

この表を見て、まず日本が断トツの１位であることに気づくはずです。ワクチン製造国であり、世界最大のコロナ被害国であるアメリカよりも、約１００回も接種回数が多いのです。

しかも、もう一つ重要なことがあります。

２０２２年12月から２０２３年２月までの２カ月間、ほかの国ではほとんど数値が動いていません。せいぜい１ポイントか２ポイントくらい増えている程度です。日本だけが、12ポイントも増えているのです。

ここにあげた10カ国というのは、ワクチン接種率が世界10位以内ということであり、ワクチン接種にもっとも力を入れていた諸国ということです。その国々で、すでにワクチン接種がほとんど行われていないのです。当然、これ以外の国々では、もっとワクチン離れが進んでいます。

世界の中で日本だけがいまだにワクチンを躍起《やっき》になって打ち続けているということです。

しかも日本では、２０２１年から２０２２年にかけて約20万人の「謎の突然死」が発生しています。この謎の突然死は、ワクチン接種が始まってから生じたものであり、世界中で同様の現象が報告されています。当然のことながら、まずワクチンとの関係が疑われるわけです。

しかしこれらのことも、まともに報じられることはほとんどありません。

第1章

「絶大なワクチンの効果」はすべてウソだった

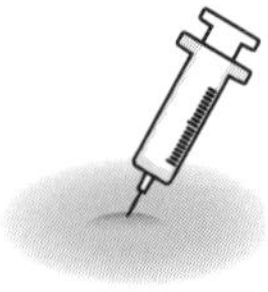

オリンピックまでにワクチンを

２０２０年1月18日、衆議院議員の河野太郎氏は、菅《すが》内閣においてワクチン担当大臣に任命されました。

河野太郎氏がワクチン担当大臣に就任したとき、世界中がワクチン完成の報に沸き立っていました。

そして、欧米ではワクチン争奪戦が行われていました。いかにしてワクチンを確保するか、各国がしのぎを削っていたのです。日本は、そのワクチン争奪戦に出遅れていました。

そのことで、政府は国民から批判を浴びたりもしていました。

菅内閣は、高齢者のワクチン接種の完了を２０２１年7月末に定めていました。

それは同月から開催される東京オリンピックに合わせたものでもありました。官邸はその見方を否定していましたが、世間の風向きから言っても「オリンピックまでに間に合わせたい」という意向があったのは間違いないことです。

河野太郎氏は、この目標に徹底的にこだわりました。

そのため、ワクチン接種において一番大事なことがおざなりになってしまいました。ワクチンにおいてもっとも重要なのは、

「そのワクチンが本当に効いているか」

「そのワクチンは本当に安全なのか」

ということです。新しいワクチン接種をする場合、これについて厳重なチェックが絶えず行われなければならなかったはずです。

河野太郎氏は、就任した直後、周囲にこう言ったと報じられました。

「俺が全権を持っている。俺が〝よし〟と言ったこと以外は全部フェイクニュースだ！」（週刊文春・2021年2月4日号より）。

河野太郎氏がその後犯してしまう失敗は、この一言に集約されています。こういう考えでワクチン推進に取り組んだので、歴史に残る大きな過ちを犯してしまったのです。

新型コロナワクチンというのは、新型コロナが発生して1年も経たないうちにつくられたものです。通常、ワクチンというものは、何年も、何十年もかけて有効性や安全性を確

認し、ようやく完成するものです。それでも、薬害が出ることも多々あるのです。数カ月でつくられたワクチンとなれば、当然、非常に大きな危険性があるわけです。そのリスクを回避するためには、様々な情報を収集し、データを分析しなければなりません。ワクチン推進責任者としては、常に聞く耳を持っていないといけないのです。

しかし河野太郎氏は、この点がまったく欠落していました。

ワクチンの普及を急ぐあまり、「自分の考え以外はすべてフェイクだ」というような、あまりに独善的な思考に陥ってしまったのです。しかも実際に国民に対して、そう喧伝し続けました。「自分の言っていること以外はすべてデマだ」と。

この河野氏の独善性が、後に日本国民に多大な被害をもたらすことになるのです。

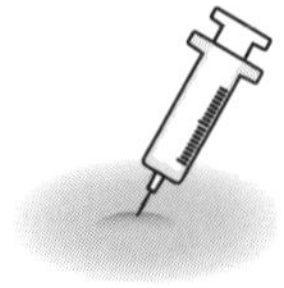

SNSを積極的に使う一方で、被害者までもブロック

河野太郎氏は、ブログやツイッターなどのSNSを積極的に使う一方で、少しでも自分に批判的な意見を持つ人のことは、簡単にブロックしてしまうので、「ブロック太郎」と

いう異名も持っていました。

河野氏がＳＮＳでブロックしていたのは、自分に文句を言ってきた人だけではありません。

河野氏は、ネットで自分の名前で検索をかけ、自分に批判的な意見を持っている人をあらかじめあぶり出し、先手を打ってブロックをかけているのです。自分に批判的な意見を、河野氏のツイッターのリプライ欄に書かれるのを嫌ったものだと思われます。

つまりは、自分のＳＮＳに批判意見はまったく載せたくなかったということです。

しかも後に河野太郎氏は、旦那さんをワクチン接種直後に亡くされシングルマザーとなった女性などワクチン被害者やその遺族を、問答無用でブロックしています（詳細は後述）。被害者の声を無視するだけでなく、足蹴にするようなことをしているのです。

この行為だけでも、政治家の資格はないと筆者は考えます。

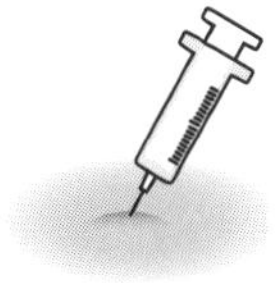

「ワクチンは絶対に安全で有効」と喧伝しまくる

河野太郎氏は、ワクチン担当大臣に就任して以来、様々なメディアに出まくって、ワクチンの有効性と安全性を喧伝しました。

当時、河野太郎氏がどういうことを語っていたのか、自民党の広報誌「Ｌｉｂｒｅ」の２０２１年6月号のインタビュー記事から抜粋したいと思います。

質問：ワクチンの有効性について

河野：ワクチンは感染症に対する免疫をつけたり、強化したりすることで発症や重症化を防ぐ効果があります。

今、日本で承認されているファイザー社の新型コロナワクチンは、2回の接種で95パーセントの有効性が認められています。例えば「ワクチンを打っていない1万人」の中で１００人が発症した場合、「ワクチンを打った1万人」では発症者を５人に抑えられるということです。

有効性が40～60パーセントといわれるインフルエンザワクチンと比較しても、高い効果があるとされています。

多くの人がワクチンを接種することにより、重症者や死亡者の数を減らすことができます。自らの健康を守るとともに、人手が逼迫している医療機関の負担を減らす助けにもなるのです。

質問：副反応について

河野：新型コロナワクチンに限らず、どんなワクチンにも接種部位の腫れや痛み、発熱、頭痛などの副反応が起こる可能性があります。ワクチンが免疫をつけるために反応を起こすので、どうしても避けられないことなのです。それをご理解いただいた上で述べますと、新型コロナワクチンは他のワクチンと同様に一定の頻度で副反応が起こることは事実です。

ファイザー社製ワクチンの国内治験では、2回の接種後、80パーセントの人に接種部位の痛みが認められました。今回のワクチンは筋肉注射で針が細いので、打つ時に「痛くない」と思われる人は多いですが、しばらく時間が経ってから腫れたり、痛くなったりする方が多いです。

しかし、それはワクチンがしっかり効いている証拠とも言えます。医療従事者たちは腕の痛みで仕事に支障が出ないよう、接種日は手術の前日を避けたり、休日の前日を選んだり、それぞれに工夫をして決めていらっしゃいます。

その他の主な副反応として、倦怠感が約60パーセント、37・5度以上の発熱が約33パーセントの人に確認されました。38度以上になる人も10%を超えたと報告されています。

痛みがひどかったら痛み止め、熱が高くてつらい場合は解熱剤を飲んでいただいて構いません。

副反応は大体1~2日で収まりますから、接種の翌日はあまり予定を入れずに、家でゆっくりできるといいですね。自治体によりますが、可能であれば、ご夫婦は接種日をずらしていただくのがおすすめです。もし副反応が出た時、お互いに看病し合うことができます。

また、企業の経営者には〝ワクチン休暇〟の導入をお願いしようと考えています。ワクチンを打つために少しの間会社を抜ける、半日休む、あるいは副反応が出た時にはしっかり休める環境を整えていただきたいのです。

質問：アナフィラキシー（急性アレルギー反応）について

河野：本当にごくまれではありますが、アナフィラキシーといわれる強い副反応が出る人もいます。その確率は、アメリカの報告では100万人に5人程度とされています。

アナフィラキシーは接種後30分以内に起こることがほとんどですので、接種後はしばらく会場内で待機していただき、様子を見ることになっています。待機の間、お母さんの健康観察は医師がしっかり行います。そこで、お母さんが治療を受けることになったとしても会場には看護師もいますし、お子さんをきちんと見てくれますので、ご安心ください。

日本の新型コロナワクチン接種でアナフィラキシーになった人はいますが、現時点で全員が適切な治療を受けて回復しています。

質問：変異株について

河野：一般的にウイルスは常に変異を起こしていくものです。小さな変異でワクチンの効果がなくなるわけではありません。

ファイザー社のワクチンの実験でも、変異株のウイルスに作用する抗体がつくられたとの結果が出ていますので、引き続き接種を進めていきます。

また、今後新たな情報が出た場合は、その都度公表し、適切に対応してまいります。

質問：薬害が出た場合

河野：アメリカでも医療従事者が接種した際のアナフィラキシーの発生率が、一般の人よりも少し高いです。日本では優先接種している医療従事者から、さまざまな情報が丁寧に上がってくるので欧米より数が多いようです。

いずれにせよ、日本で起きた副反応の状況は、厚生労働省の審議会で専門家の先生方が逐次《ちくじ》チェックし、評価してくださっています。政府として、その結果をしっかり公表してまいります。

また、万が一、新型コロナワクチン接種の副反応で治療が必要になったり、障害が残ったりした場合は、予防接種法に基づく救済の対象となり、医療費や障害年金等の給付を受けられます。

質問：相談窓口について

河野：厚生労働省に新型コロナワクチンコールセンターを立ち上げました。また、各都道府県には、副反応などの医学的な質問にも対応する問い合わせ窓口を開設していますので、不安なことがありましたら電話でご相談ください。

デタラメだったワクチンの効果と安全性

当時の河野太郎氏は、どこの媒体でもだいたいこのインタビュー記事に載っているようなことを語っていました。

このインタビューを見ると、新型コロナワクチンがいかに「当て外れのもの」だったかがわかります。

河野太郎氏が喧伝した有効性や安全性は、ほとんど当たっていないのです。

まず有効性。

河野氏は「発症を抑える効果が95％」と述べていますが、ワクチンを打ったところで感染や発症が抑えられないことが、すぐに判明しました。また後の調査では、ワクチン2回接種した人のほうが、ワクチン未接種者よりも、感染率が高いことも判明しました（詳細は後述）。

そして、まず確認しておきたいのは、河野氏はこの時点では「ワクチンには発症を抑える効果がある」と断言していることです。

現在、ワクチンを推進する人たちは、「ワクチンは、発症は抑えられないが、重症化を抑える効果がある」と言っています。しかし、それはワクチンに「発症を抑える効果がない」とわかってから言い始めたのです。当初は、「発症を抑える効果」を大々的に喧伝していたのです。

つまりは、当初予定していたワクチンの最大の効果である「発症を抑える効果」はなかったのです。

当初のワクチンの目的は、完全に失敗していたのです。しかし、その失敗を隠すために、「重症化予防」と言い換えるようになったのです。

常識的に考えれば、当初の目的が果たせなかったのであれば、その時点で一旦中止するはずです。新型コロナワクチンというのは、たった数カ月でつくられた未知のワクチンなのですから、将来の安全性という点から見ても、接種を継続するなどという選択肢はなかったはずです。

にもかかわらず、河野太郎氏を中心とするワクチン推進者側は、まったく非常識にもワクチン接種を執拗に継続し続けたのです。そのため、このワクチンによる被害がさらに大きく拡大してしまったのです。

またワクチンの欠陥は、それだけではありません。

河野太郎氏が喧伝していた「変異株にも対応できる」「副反応は大したことはない」ということも、まったく外れています。この後、いくらワクチンを打っても、変異株が出るたびに世界中で感染者が激増するということが繰り返されることになります。

そして次々にワクチンによるものと思われる深刻な副反応、死亡事例も報告されるようになっています。

また河野太郎氏は、「副反応が強く出るのはワクチンが効いている証拠」と述べていますが、これは科学的な根拠がありません。副反応の強さとワクチンの効果については、相関関係が認められていないので、これは俗説に過ぎないのです。

しかも、河野氏が約束した「親切丁寧な相談窓口」と「万一のときの保障」も画《え》にかいた餅でした。

ワクチンの副反応で苦しんでいる人に対し、相談窓口は適切に対応していたとは到底言いがたく、たらいまわしにされ、医療機関を放浪し、ようやく最近になって一部の有志の病院や自治体に相談できるようになったのです。

またワクチン接種後に２０００人近く死亡しており、この２０００人というのは現場の医師が「ワクチンとの関連性がある」と判断したものだけなのです。にもかかわらず、この２０００人のほとんどが何の補償も受けていないのです。

河野氏のワクチン推進が、どれほどデタラメでいい加減だったか、ということなのです。

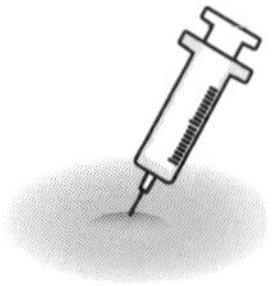

人気ユーチューバーを利用して若者にワクチンを押し付ける

河野太郎氏は、若い人へのワクチン接種を促すために、２０２１年6月24日に人気ユーチューバーの「はじめしゃちょー」とも対談を行いました。

以下は、その対談の中でワクチンについて語られている部分です。

はじめ：僕はいつ打ったらいいですか？

河野：7月末までに高齢者が終わると思いますので、次は基礎疾患がある人、それからだんだん現役の若い方どうぞ、ということになるんで。おそらく8月のどこかには始められるんではないかなと思っています。日本人全員が終わるのがたぶん10月から11月にかけてだと思うんで。そこまでには間違いなく2回打ってもらいます。

はじめ：ワクチン打ったら、どれくらいかからないいんですか？　もうマスクはずしていいくらいなんですか？

河野：すぐマスクをはずせるかというと、そんなことではない、ワクチンを2回打って、2週間経つと免疫がフル稼働しはじめるので。2回打って2週間経てば、かなり守られていると思ってもいい。効果は有効率95％。だから相当効果がありますね。

はじめ：それはすごいですね。

河野：いつものインフルエンザのワクチンより相当効果があるみたい。

はじめ：それは知らなかった。

河野：だから若い人にぜひ打ってもらいたいし。いろいろな国の様子を見ると、たぶん発症しないとか重症しないだけじゃなくて、ワクチン打ったらたぶん感染しないということも言えるんじゃないかと思う。だんだんいろいろな研究とか見ていると、感染しないって言えるんじゃない？　ってところまで来てるんで。

はじめ：ほう。

河野：そうすると、まず自分がかからないし。自分が症状なくても（コロナに）かかっていると、人にうつしてしまいますよね？　自分がかからなくなると人にうつすこともないんで、周りの人も守ることになるから、そこはぜひ若い人にも打ってもらいたいと思っています。

はじめ：河野大臣の考えでいいですけど、いつ頃コロナはおさまりそうですか？

河野：日本は10月11月にワクチンを打ち終わると、大分状況は改善するとかと思います。日本だけが打ち終わっても外国と人が行き来をすると、持ってきちゃうということがあるんで、世界中の人もかなりの割合でワクチンを打たないと、コロナを本当に抑えつけたということにはならないと思うんで。来年のどこかでそれなりの数のワクチンを世界中で打てると、少しコロナがおさまってくるかな。

はじめ：予防注射やワクチンって、ある程度のリスクはあるんじゃないかって気はしてました。

河野：アナフィラキシーっていうアレルギーが急に発症するようなことが１００万人に何人という感じで起きるんだけれども。日本でもアナフィラキシーが起きているケースがありますけれども、そこはお医者さんがちゃんと見ててくれるので、全員が治療して回復してますから。アメリカで2億回くらいコロナウイルスのワクチン打ってるんですけれども。

はじめ：2億回？

河野：ワクチンで死んでいる人は一人もいない。

はじめ：へー。

河野：もう断言している。そんなに心配することではないと思います。

はじめ：なんかネットの記事で、ワクチンで死亡とかみたいな記事もあるじゃないですか。

河野大臣がワクチンのデマについてのブログ書かれていたと思うんですけど。

河野：高齢者に相当な数を打っていると、ワクチンを打ってたとえば交通事故で亡くなるっていう人もいるだろうし、ワクチンを打って他の事が原因で亡くなる方もいらっしゃいますけれども。それは別にワクチンを打たなくても亡くなることはあります。たとえば一定の病気だったり、たとえばクモ膜下出血であったり、ワクチン打った人と打ってない人でそこに明確な差があるかというと、今のところそんなケースはないということなんで。

ワクチンのデマを流す人はだいたい4つのタイプに分かれていて。自分が書いた本を読ませたいとかね。

はじめ：ゆるせねえ。

河野：自分のやっている自然治癒法とかに引き寄せたい。お金が目当て。それから自分のイデオロギーでワクチンは危ないんだって。もう科学なんて関係ない。イデオロギーでワクチンは危ないって言っている人。

はじめ：うーん。

河野：過去にワクチン危ないと言っちゃったんで、今さら立場を変えられないから、ワクチン危ないと言い続けなくてはならないという立場を守っている人と。

ワクチンは危ないぞーということで、僕を見てっていう自己承認欲の塊《かたまり》みたいな人。だいたいこの4つのタイプ。若い人はネットとかSNS、あるいはユーチューブみたいなものから情報をもらう人が多いと思うんですけれども。

これはアメリカの研究で、ツイッターとかフェイスブックに流れているワクチンデマのだいたい65%は12の人や団体がはじめた。で、それがどんどん拡散されるんだけど。それを一つずつデマですよって潰していくことをやって、本当に効果のあるワクチンを若い人にも打ってもらいたいなと思っています。

ワクチンを事実上強制する

　この対談でもわかるように、河野太郎氏はワクチンに疑問を呈することを徹底的に批判しています。糾弾と言ってもいいでしょう。

　ワクチンに疑問を持つ人は、陰謀論者、自己顕示欲の強い人、金の亡者などと決めつけているのです。何も情報を持っていない人が河野氏の主張を聞けば、「ワクチンに疑問を持つ人はバカか、悪い人」と思い込んでしまいます。

　そして、ワクチンを打つことは当たり前であり、義務であるかのような気持ちになったはずです。

　思い起こしてください。

　ワクチン接種が始まったとき、「ワクチン接種は任意」とされながらも、社会の雰囲気は決して任意ではありませんでした。サラリーマンの方などは、ほとんど有無を言わさずに打たされた人も多かったはずです。

事実上の強制接種だったといえます。

その雰囲気を醸造した代表格が、河野太郎氏だったのです。

ワクチン担当大臣の言葉は、その辺のタレントの言葉とはわけがちがいます。一国の大臣が、しかもワクチンを担当する大臣が、これほど自信をもって推奨しているのだから、「打たなければならない」と思った国民は多いはずです。

また日本人の国民性を考えれば、ワクチン大臣がこういう発言を繰り返せば、ほとんどの国民がこれでワクチンを打つだろうということは、容易に想像ができます。

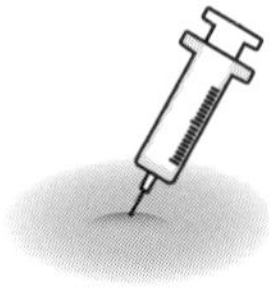

国民を分断する

河野氏はこの対談で「ワクチンに疑問を呈する人は、非科学的で自己顕示欲が強い人」という言い方をしていますが、もちろん決してそうではありませんでした。

当時から専門家の間でも意見が分かれており、ワクチン推進派とワクチン懐疑派がいたのです。現在、ワクチンに疑問を投げかけている専門家、京都大学の福島雅典名誉教授、名古屋大学の小島勢二名誉教授、大阪市立大学の井上正康名誉教授等々の方々は、最近になってワクチンに疑問を持つようになったわけではありません。ワクチン接種が始まった当初から疑問を呈されていたのです。

決して、素人議論でワクチン懐疑論が出ていたわけではないのです。

専門家に両論があるのだから、両者で議論をさせて、方針を決めるべきだったのです。

しかし、河野太郎氏は、最初からワクチン推進派を絶対正義とし、ワクチン懐疑派は絶対悪と決めつけ、勧善懲悪の構図を持ち込もうとしたのです。ワクチン懐疑派の主張は、まったく封殺されてしまったのです。

そして両者は冷静に議論する状態ではなくなり、深刻な分断を招いています。

現在、「ワクチンを信じる人」と「ワクチンに疑問を持つ人」の間では、深刻な対立があり、今後もこの対立は続くと思われます。国民は分断されつつあると言えます。

その大きな原因をつくったのが河野太郎氏なのです。

「アメリカは2億人が打って一人も死んでいない」という大ウソ

この対談を見ても、当時、河野太郎氏が言っていたことはほとんど外れていることがわかります。

「ワクチンを打てば、感染そのものを防ぐ可能性が高い」

「２０２１年のうちに日本ではコロナが収まり、２０２２年の初頭には世界でコロナが収まる」

など、まったくの画に描いた餅でした。

日本は２０２１年11月に国民の大半がワクチンの２回接種を終えましたが、その直後に感染が大爆発し、過去最高の感染者数、死亡者数を出しました。医療の逼迫度合いも、この２０２１年の年末から２０２２年年初にかけてのものがもっともひどかったのです。

ワクチンを打っても感染するし、人にもうつします。ほとんど重症化しない若い人に対して、「大事な人を守るためにワクチンを接種しましょう」とさんざん喧伝してきましたが、これもまったく無駄なことだったのです。

若い人たちは、何のメリットもなく、底知れないデメリットのあるワクチンを打たされてしまったのです。日本の若い人の大半はワクチンを2回打ってしまっています。日本人として、これほど悲しむべきことはないでしょう。


また河野太郎氏の発言は、非常に悪質なフェイクニュースでもありました。

たとえば、「アメリカでは2億人が打って一人も死んでいない」と言っていますが、これはまったく正確ではありません。当時、アメリカではすでにワクチン接種後に1万人以上の死亡者が出ていました。そしてその多くは「ワクチンとの因果関係は証明されていない」というだけであって、明確に「因果関係がない」ということではなかったのです。

さらに河野太郎氏は悪質なことに、

「ワクチン接種後に死亡者は出ているが、それはワクチンのせいではなく他の要因や寿命で死んだ」

というような言い方をしています。

しかし、アメリカの新型コロナワクチン接種後の死亡者の数は、ほかのワクチン接種後の死亡者に比べて明らかに異常値を示していました。ワクチンを打って数日以内に死亡する人が多かったのです。もしほかの要因や寿命で死亡したのであれば、特定の日に死亡が集中することはありません。日々、平均的に死亡するはずです。だから、新型コロナワクチンの接種は、統計的に見ると明らかに死亡を増やす要因となっていたのです。

にもかかわらず、河野太郎氏は「ワクチン接種後の死亡はワクチンとはまったく関係ない」かのような発言を続けています。しかも、2023年の現在さえ、まったく改めずに同様の発言を繰り返しています。

これまでの薬害の歴史を見ても、その時点では安全とされていた薬品が、後から害があることが判明することは多々あるものです。特に今回のワクチンは、数カ月という短期間でつくられたものであり、数年後、数十年後の安全性はまったく保証されていないのです。それらのことを考えれば、このワクチンを手放しで安全だと言うことは絶対にできなかったはずです。

しかし、河野太郎氏は、このワクチンのネガティブな部分は一切語らずに、絶対に安全で絶大な効果がある「夢のワクチン」のように喧伝しているのです。

また河野太郎氏は、このはじめしゃちょーとの対談の中で、ワクチンデマを流す人の特徴として次の4つをあげています。

●自分の利益のため
●反ワクチンの考えに凝り固まって一切ほかの考えを受け付けない人
●過去にワクチンの害を述べたために今さら意見を変えられない人
●自分の承認欲求のため

この4つのパターンについては、そっくりそのまま河野氏に当てはまります。

河野氏は、

「自分の功名心のためにワクチンを推進」
「一度ワクチンの効果を信じ込んだために不都合なデータが出てきても一切耳を貸さない」
「ここまでワクチンを推進してきたので今さら意見を変えられない」
「ワクチン接種を進めること自体が自分の承認欲求になっている」

わけです。

河野氏の持つこの欠陥のために、日本全体がとんでもない事態に陥ってしまったのです。

当初の河野太郎氏の発した主なデマゴーグ

発言内容	真偽
ワクチン接種をすれば そもそも感染しない 可能性が高い	**ウソ。** ワクチン接種を開始した途端、ブレークスルー感染が激増し、政府は「ワクチンは重症化予防」と言い換えるようになった。
２億人がワクチンを打って 一人も死んでいない	**ウソ。** 日本でのワクチン接種開始時にアメリカやヨーロッパですでに数千人単位の死者が出ており、多くが「因果関係が不明」だっただけで、「因果関係がなかった」と断言されたものではない。にもかかわらず、「因果関係がなかった」かのような発言は非常に悪質なデマ。多くの国民はこの言葉でワクチンを信じ、多大な被害を被った。
ワクチンによって ２０２１年までに 日本の感染状況は収まる	**間違い。** ご存じの通り、ワクチン接種が開始されてからむしろ日本の感染状況は爆発的に悪化した。
ワクチンによって ２０２２年初頭には 世界の感染状況は落ち着く	**間違い。** ご存じの通り、世界中でワクチン接種が開始されてから感染状況は爆発的に悪化した。
万が一、ワクチン接種後、 死亡するようなことがあれば ４０００万円以上を支給する	**ウソ。** 現在のところ大半のケースが「因果関係不明」として保留されている。
ワクチン接種後の国民の 健康状況は詳細に追跡し、 そのデータを公表する	**ウソ。** 一切公表されておらず、おそらく調査は行われていない。

第2章

最初からわかっていたワクチンの危険性

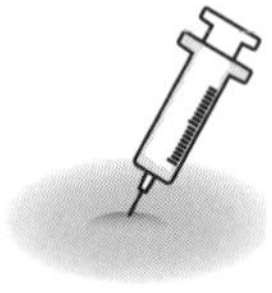

すでに大きなワクチン被害が出ていたアメリカ

河野太郎氏は、ワクチンの有効性を信じ込みワクチン推進に突き進んだわけですが、日本がワクチン接種を開始した当時、ワクチンはそれほど信じるに足るものだったのでしょうか?

それはまったく違います。

ワクチン先行国だったアメリカやイスラエルなどからは、ワクチンに関してよくないニュースもけっこう流れてきていました。

日本でワクチン接種が本格化した2021年3月の時点で、アメリカでは、ワクチン接種後になんらかの理由で死亡した人の数は1000人を超え、ワクチン接種した人の0・003%となっていました。

ワクチンとの因果関係は認められていませんが、だいたい3万人の一人の割合で死亡者が出ていたのです。

これは通常のアメリカ国民の死亡率とあまり変わらないので、ワクチンのせいではないという主張もありました。が、通常、自然に死亡する人というのは、大半が重い病気か怪我などを抱えている人です。ざっくり言えば、普通の場合、死ぬ人というのは、あらかじめ「死に瀕している人」が多いのです。

しかしワクチンの場合は、「死に瀕している人」は打ちません。健康状態の悪い人や、今にも死にそうな人にはワクチンは打ちません。基礎疾患がある人もワクチンは打っていますが、基礎疾患があったとしても、死に瀕してはいなかったはずですし、健康状態は悪くなかったはずです。

そういう健康な人が、ワクチンを打った後に、死に瀕している人と同じ割合で急死しているのです。

しかも「ワクチンとの因果関係は認められない」というのは、「今のところ」の話です。現在の分析では、因果関係はわかっていないということだけであって、後から因果関係が判明することもあるのです。薬害などというのは、だいたいそういうものです。起きた時点での医学上の分析では、因果関係はないことになっていて、後から因果関係がだんだんわかってくるのです。

だから、たった1、2カ月でこれだけ死者が出ていることは決して見過ごせることではなかったのです。

「これは、少し様子を見よう」

ということにするべきだったのです。

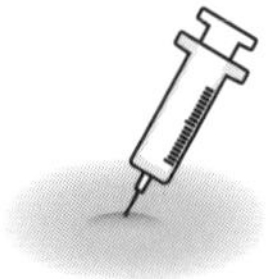

アメリカの国民的ヒーローが2人も死亡

またアメリカでは、接種が始められた当初から様々な問題を起こしていました。

その最たるものが、アメリカの2大スポーツヒーローの死亡です。

2021年1月、元大リーグのホームラン王だったハンク・アーロン氏が、

「高齢者のワクチン接種を促すため」

として、自らワクチンを接種し、数日後に死亡しました。

このハンク・アーロン氏の死亡について、ワクチンとの因果関係はないと報じられまし

たが、詳しい後報はありませんでした。

またそれから2カ月も経たないうちに、ボクシングの元世界チャンピオンのマービン・ハグラー氏が、ワクチン接種後に死亡したことが報じられました。

マービン・ハグラー氏は、長期間、ミドル級の世界王者に君臨し「史上最も強いボクサー」とも称された伝説のチャンピオンです。わずか66歳でした。

ハグラー氏は、ワクチンの副反応で入院した後、ICU（集中治療室）で治療を受けていたそうです。

ハグラー氏の死去は、日本のメディアではほとんど報じられていません。

ハンク・アーロン氏とマービン・ハグラー氏は、アメリカのスポーツ界では伝説的な存在です。日本で言うならば、王貞治氏と具志堅用高氏という感じになるでしょう。

もしこの両名がワクチン接種後に相次いで亡くなるようなことがあれば、日本中、大騒ぎになるはずです。

この2人のスポーツ選手だけではなく、若くて基礎疾患もなかった人がワクチン接種後に急死するというケースは後を絶ちませんでした。

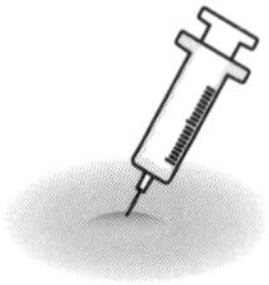

ワクチンを急ぐ必要はまったくなかった日本

２０２１年初頭の日本は、世界的に見て新型コロナの感染者や死亡者は非常に少ないものでした。

新型コロナで深刻な被害が出ていた欧米とは、桁違いの被害の少なさでした。欧米と比べれば日本の被害は「さざ波程度」だったのです。

２０２１年3月の時点で、アメリカでは、約10人に一人の割合で感染者がおり、６００人に一人の割合でコロナによる死者が出ています。

ほとんどの国民が身近にコロナ感染者がいて、しかも知り合いの中で一人くらいはコロナ死亡者がいたものと思われます。

一方、日本では、感染者は３００人に一人くらいの割合であり、死亡者は1万人に一人以下でした。アメリカの何十分の一の数値です。

アメリカであれば、ワクチン接種により3万人に一人の割合で死亡していても、コロナで６００人に一人亡くなっていることを考えればメリットがあったかもしれません（アメリカにしても、当時の数値だけを見ればメリットがあると言えますが、将来のリスクを考えた場合は大手を振ってメリットありとはいえない状況でした）。

しかし日本では、そもそも1万人に一人程度の死者しか出ていないのだから、ワクチン接種で数万人に一人の割合で死者が出るのは、割のいいの話ではありません。しかも、このワクチンは、数カ月後、数年後に身体にどういう影響が出るのか、まだだれもわからないという未知のワクチンなのです。

本来、ワクチンというのは、何年もかけて有効性や安全性をチェックしてつくられるものです。が、今回の新型コロナワクチンは、どこのメーカーのものも、わずか数カ月の突貫工事でつくられています。

ファイザーのワクチンなども、世界規模の治験は4万人で行っていますが、日本での第一相、第二相の治験は、わずか１６０人で行われただけです。

しかも、ワクチンを打って1年後にどうなるか、というのは、まだどこの製薬会社もデータを持っていないのです。そういうリスクの高いワクチンを、２０２1年春の段階の日本では、打つ必要はまったくなかったのです。

ワクチン懐疑派の危惧がすべて現実化する

日本の専門家の中にも、新型コロナワクチンの危険性を訴える人はたくさんいました。その中には、大家と呼ばれる人も少なからず含まれていたのです。

たとえば、予防内科学、過剰診療研究などの第一人者であり、政府の諮問機関の委員なども歴任していた新潟大学名誉教授の岡田正彦氏、薬剤疫学などの第一人者である京都大学名誉教授の福島雅典氏、大阪市立大学名誉教授の井上正康氏等々です。

しかし、河野太郎氏や政府は、ワクチンのリスクを訴える専門家たちを遠ざけ、ワクチンを推奨する専門家ばかりを政府の機関に入れました。

ワクチン懐疑派の学者が、当初から主張していたのは次のようなことでした。

「コロナウイルスは変異を繰り返すから、ワクチンを打ってもコロナを制圧できない」

「副反応の被害がかなり出るのではないか」

「免疫力が弱まりほかの病気になったり、コロナ以外で死んだりする人が増えるのではないか」

今となって見れば、ワクチンに懐疑的な専門家のほうが、断然、正しかったことがわかるはずです。


一方、ワクチン推進派の主張は次のようなものでした。

「国民の７割くらいがワクチンを打てば元の通りの生活に戻れる」

「ワクチンには90％以上の高い発症予防効果がある」

「ワクチンは２回打てば十分」

「大事な人のためにワクチンを打ちましょう」

河野太郎氏の発言も、これらの専門家の意見をもとにしています。

が、推進者がこの当時、言っていたことは、一つでも当たりましたでしょうか？

思い出してください。

当時の政府のＣＭでも、有名サッカー選手が出演し、

「いろいろ不安はあるけど、大事な人のために打ちました」

というようなことを話していました。

しかし、ワクチン接種が始まるとすぐに、ワクチンを接種しても感染するし発症するし、他人にうつすということが明らかになりました。しかもワクチン接種した後に、感染大爆発が起きているのです。

現実はすべて、ワクチン懐疑派の学者たちが言ったとおりに推移しているのです。

これらの単純な事実関係の羅列だけを見ても、コロナワクチンを打つことが、いかにリスクが高かったかがわかるはずです。

そして、ワクチン懐疑派の学者たちは次のようなことも繰り返し述べていました。

「たった数カ月でつくられたワクチンは、将来的な安全が保証されていない」

この一連の事実を見たとき、今後もワクチンを接種し続けるという選択肢はありますでしょうか？

ワクチン開始直後、26歳女性が急死

日本でもアメリカと同様にワクチン接種が始まった当初から、不穏なことは起きていま

した。

２０２１年3月、26歳の女性がワクチンを打った4日後に脳出血で死亡しています。これは政府も一応、発表していますが、なぜかテレビ等の大手メディアで報じられることはほとんどありませんでした。

２０２１年3月というと、ワクチン接種が始まったばかりのときです。しかも20代の女性が急死したのです。本来なら、新聞、テレビで大々的に取り上げられるべきです。

しかし、この件も国民の多くは知りません。そのため、さらに多くの国民がワクチン接種をすることになったのです。

日本ではワクチン接種が始まってから、副反応のニュースがほとんど報じられません。

アメリカでワクチン接種が始まったころは、現地在住の日本人がワクチンを打つ前後の状況がけっこう日本のニュースで取り上げられました。その際、かなりの頻度で重い副反応に苦しんだ様子が報じられました。ワクチンを積極的に推進している番組でも、コロナに感染したような重い副反応に苦しむ様子をしっかり伝えていました。

にもかかわらず、日本でワクチン接種が始まると、接種者が副反応で苦しむような報道は一切なくなりました。

地方紙が地域の情報としてワクチンの副反応のことを報じることはありましたが、大手新聞や全国放送のテレビなどが副反応の詳細を取材したり、報じたりすることはほとんどありませんでした。

しかし本当に、日本の中では副反応に苦しんだ人は誰もいないのでしょうか？

もちろん、そんなことはありません。

厚生労働省の発表データだけを見ても、現在、ワクチン接種後の死亡者は約2000名、重篤者は2万人近くも出ているのです。もしこれがワクチンのせいだとするならば、歴史的な薬害事件となるはずです。

300名以上の医師の嘆願を無視

当初から日本でも、ワクチンの危険性を訴える医師なども多数存在していました。

日本でワクチン接種が開始されて4カ月後の、2021年6月、ワクチン安全性の懐疑を訴える全国の医師、議員ら計４５０人が連名で接種中止を求める嘆願書を厚生労働省に提出しています。

嘆願書に署名したのは国内の医師３９０人と地方議員60人です。発起人の高橋徳・米ウィスコンシン医科大名誉教授（クリニック徳院長）は会見で、

「死亡率が非常に低く、感染者の80％が軽症にもかかわらず、安全性もまだわかっていない遺伝子ワクチンを国民全員に接種させる必要があるのか疑問だ」

と述べました。

また会見に出席した他の医師も、「まだ治験が終わっていない」「接種後に少なくとも３５６人の方が亡くなっている」などの発言をしています。

この要望に対して、河野太郎氏は素早く対応しました。

しかし、それは建設的にこの医師たちと話し合う、というようなまともな対応ではありませんでした。河野太郎氏はブログで、論点をずらしながら、彼らのことをデマだと断罪しました。彼らの要望は一顧《いっこ》だにしなかったのです。

この姿勢こそが、河野太郎氏の本性であり、河野太郎氏の犯してきた過ちの原因だと言えます。

そのときの河野太郎氏のブログは以下の通りです。

河野太郎ブログ 2021・06・24

「ワクチンデマについて」

新型コロナウイルス感染症のワクチンに関するデマが流布されるようになってきました。

そもそもなぜ、ワクチンに関する正しくない情報が飛び交うのでしょうか。

ＥＵの対外行動庁（ＥＵの外務省にあたる）が４月に公表した報告書によれば、中国やロシアが、ファイザーやモデルナのｍＲＮＡワクチンの信頼性を傷つけるような情報発信をソーシャルメディアなどを使って複数の言語で行っています。

また、ワクチンに関する偽情報やデマを監視している団体によると、ツイッターとフェイスブックにあるワクチン関連のそういった誤った情報の65％はわずか12の個人と団体が引き起こしていることが確認されています。

中には医師免許を持っているにもかかわらず、デマを流す人もいます。

ワクチンデマを流す目的は、一、ワクチンを批判して、自分の出版物やオリジナル商品に注目を引き寄せて、お金を稼ぐ、二、科学よりも自分の信奉するイデオロギーに基づいて主張する、三、過去に誤ったことを発言したために抜け出せなくなっている、四、自分に注目を集めたい、ということが大きいと言われています。

日本で流布されるデマは、当初、海外で発信され、しばらくして日本にたどり着いたものが多くなっています。

今回のコロナワクチンに関する具体的なものをいくつか挙げてみると、

「ワクチン接種された実験用のネズミが2年で全て死んだ」

実験用のネズミの寿命がそもそも2年程度ですから、ワクチンを接種した人間が100年で全て死んだといっているのに等しいことになります。

その後、「ワクチン接種された実験用のネコが全て死亡した」というデマに替わってきていますが、ヒトに関する研究の前段階としての動物実験でネコは一般的に使われません。

現に、ファイザー社のワクチンの研究でネコが使用されたことはありません。

「ワクチン接種により不妊が起きる」

コロナワクチンに限らず、どんなワクチンに関しても流されるデマの一つです。

これまでのワクチンで、不妊が起きたことはありません。

今回のコロナワクチンでも、不妊が起きるという科学的な根拠は全くありません。

ファイザー社の元Vice Presidentのマイケル・イードンという人が、「胎盤を形成するシンシチン–1という蛋白とスパイク蛋白が似ているため、スパイク蛋白の抗体がシンシチン–1も攻撃してしまう」と主張しましたが、実際には抗体が反応するために大切なアミノ酸の配列は似ているところが少なく、そのような反応が起きたことは確認されていません。

アメリカで行われた３９５８人の妊婦を対象とした研究で、流産や早産、先天奇形が起こりやすいということがないことも確認されています。

「卵巣にコロナワクチンの成分が大量に蓄積する」

ワクチンの成分が体内でどう拡散するかを調べるために、放射性同位体を付加したワクチンをマウスに接種してみたところ、総放射能回収率は肝臓で最も高く18％となり、脾臓では1・0％以下、副腎では0・11％以下、卵巣では0・095％以下と、肝臓と比較して著しく低くなり、ピークも48時間でした。

単にごく微量が卵巣に一時的に分布したということであり、蓄積というのは明らかな誤りです。

「ワクチン接種で遺伝子が組み換えられる」

ｍＲＮＡワクチンが遺伝子に組み込まれる可能性はありません。

ヒトの遺伝情報はＤＮＡの形で細胞の核の中に保存されています。

ｍＲＮＡは細胞の核に入ることができません。

仮に、ｍＲＮＡが細胞の核に入ったとしてもＲＮＡをＤＮＡに変換できませんし、それをヒトのＤＮＡに組み込むこともできません。

「治験が終わっていないので安全性が確認されていない」

ｍＲＮＡワクチンは、基礎研究、動物実験、治験が省略されることなく実施され、リスクを上回る臨床的に意味のある有効性が確認されています。

その上で、いつまで効果が持続するかという長期の有効性を確認するための治験が継続して行われています。


「長期的な安全性がわからない」


mRNAは半日から数日で分解され、ワクチンにより作られるスパイク蛋白も約2週間以内でほとんどがなくなります。

mRNAワクチンが遺伝子に組み込まれることはありません。

mRNAワクチンでもアナフィラキシーが起きることがありますが、症状が出るのは接種してから2日以内に限られます。

これまでのワクチンでも、ほとんどの副反応が6~8週間以内に起きることが知られています。

以上のことから、コロナワクチンの長期的な安全性について特段の不安があるということはありません。

「ADE（抗体依存性増強現象）が起きる」

ワクチンや過去の感染により作られる抗体が、ウイルスの感染を増強してしまうことをADEといいます。

デング熱ワクチンやSARSワクチンでこのようなことが起きたことがあります。

しかし、ファイザー社とモデルナ社のｍRNAワクチンでは、高い中和作用がある抗体とバランスのよいリンパ球の動きが確認され、動物実験でもADEは観察されず、大規模な治験においてもADEの報告はないことから、新型コロナワクチンに関して、ADEの可能性は考えにくいとされています。

このブログを見ると、河野太郎氏は、医師たちの最大の主張である「死亡率が非常に低く、感染者の80％が軽症にもかかわらず、安全性もまだわかっていない遺伝子ワクチンを国民全員に接種させる必要があるのか」という点についてはまったく答えていないことがわかります。

そして河野氏がこのブログの中で書いたことの大半は、後にウソであったことが判明しています。

「ワクチンによって作られるスパイク蛋白が2週間で消えてしまう」
「ADE（抗体依存性増強現象）が起きる心配はない」
というのは、後にそれを覆す研究が発表されています。

そして何より、このワクチンに関しては日を追うごとに「多様な副反応」が見られるようになり、長期の安全性も短期の安全性もガタガタと崩れ落ちていっているのです。

たった数カ月の突貫工事でつくられたワクチンなのだから、副反応が後からわかってくるかもしれないという危惧は、当然持つべきだったのです。医師たちはそのことを強く主張していたわけです。

しかし、河野太郎氏はその要望をまったく受け付けず、医師たちの危惧した通りの惨事を起こしているのです。患者というのであれば、これほどの患者はいないと言えます。

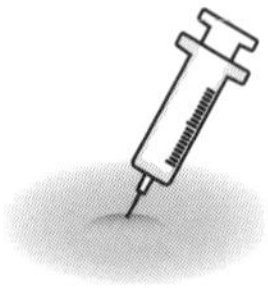

御用医師たちの無責任さ

厚生労働省の関係者や、御用医師、御用学者たちは、しきりにワクチンの有効性や安全性をメディアで発言し続けてきました。

たとえば感染症の専門家としてよくテレビなどにも出演している国立国際医療センターの忽那賢志《くつなさとし》医師は、新型コロナのワクチンのことを「ぱねえ効果」と表現し、「著しく効果があるワクチン」として賞賛しています。

そして、「ワクチン接種開始当初から現在（２０２３年2月）までワクチンを推奨し続け、いろんな接種会場で精力的に接種をしています。

この忽那賢志医師の所属する国立国際医療センターというのは、厚生労働省のおひざ元であり、忽那医師は、完全に厚生労働省側の医師と言えます。また忽那医師は、政府のコロナ対策の広報などにもたびたび登場しています。

では、この忽那医師は、本当に感染症の専門家として信頼するに足る人物なのでしょうか？

この忽那医師が、新型コロナ対策において、過去にどういう発言をしていたのか確認してみたいと思います。

以下は、去年２０２０年の3月4日の時点で、日本テレビでのインタビューでの忽那医師の回答です。

～症状が出た場合どうすればいいのですか？

忽那医師の回答

ほとんどの人が自然によくなるので、自宅で安静にしていても概ね問題ないことが多いです。

通常の風邪だった場合、病院で新型コロナウイルスに感染することも考えられます。救急外来の待合室などに感染者がいた場合、病院は屋内での密閉空間なので院内でうつされる可能性もあります。

～自宅安静時に心がけることは？

忽那医師の回答

特別なことではありませんが、しっかりと食事をとってしっかりと睡眠をとることです。

～病状が長引いた場合それでも安静ですか？

忽那医師の回答

もし４日以降、症状が悪化することがあれば病院で診断を受けましょう。

～病状が悪化するとはどういうことですか？

忽那医師の回答

肺炎がひどくなって咳や息苦しさなど症状が強くなる、典型的には、体の中の酸素が足りなくなる状態なので、それを補うために何度も息を吸おうとして呼吸の回数が増えます。「はあはあはあ」となり呼吸が難しい状態は「悪化」といえると思います。

～日本テレビサイトより

忽那医師はこの時点で重症者も含めて新型コロナ15人の患者を診ていたそうで、感染症の専門家であるとともに新型コロナの第一人者として持ち上げられていました。

このインタビューの発言は、たまたまこのときだけ異常な発言をしたわけではありません。

忽那医師は、当時、こういう内容の発言をいろいろなところでしていました。また忽那医師に限らず、厚生労働省寄りの専門家はだいたいこういう発言をしていました。

それにしても未知の感染症に対して、

「症状が出てもすぐには病院に行かずしばらく自宅で安静にしろ」

「呼吸が難しくなってから病院に行け」

というのは、あまりにも、あまりにも、無責任で乱暴ではないでしょうか？

このインタビューが行われた2020年3月4日といえば、すでに中国では武漢が都市閉鎖されて1カ月以上も経過しています。新型コロナの情報をいちはやく発信し、自らも感染した李文亮《りぶんりょう》氏が33歳の若さで死去する、という衝撃的なニュースもすでに入ってきていました。

イタリアなどヨーロッパでの感染急拡大も始まっており、もう日本にも新型コロナの恐ろしさは十分に伝わっていたはずです。

にもかかわらず、

「軽症者は病院にも行かず検査も受けず自分で治せ」

とは、あきれ果てます。

厚生労働省の新型コロナ対策も、忽那医師の発言とほぼリンクするものでした。というより忽那医師の発言は、政府、厚生労働省の意向を代弁したものでもあったと思われます。

当時、政府はまだ東京オリンピックをあきらめていませんでした。だから、新型コロナについて「なるべく大ごとには扱わない」という姿勢をとっていました。

中国をはじめとした諸外国からの入国も、制限していませんでした。

そして、日本では大規模な感染症についての医療体制が整っていないので、感染者たちが「病院に押し寄せてもらっては困る」ということで、

「重症化するまでは病院には行くな」

というような、めちゃくちゃなメッセージを発したのでしょう。

しかしこのメッセージを受け取った国民は、当然のごとく、新型コロナを、

「まったく大したことがないもの」

と判断しました。

「ほとんどの人は軽症で済む」

「軽症者は病院に行かなくても治る」

と専門家が言うのであれば、普通の人は風邪以下の病気としかとらえません。

だから2020年3月24日に、安倍首相が東京オリンピックの延期が発表するまで日本人のほとんどは新型コロナに対して、あまり警戒感を持っていませんでした。

その結果、3月以降、新型コロナが激増しました。

志村けんさんなども、3月に入っても飲み歩いていたそうです。

日本の政府や感染症の専門家たちが、新型コロナの危険性を適切に発信していれば、もしかしたら志村さんは亡くならずに済んだかもしれません。

しかも、しかもです。

2020年の春には、新型コロナを風邪以下の病気だと発信していた厚労省や御用医師たちが、その1年後には、新型コロナの恐怖を煽り、国民に強力にワクチン接種を勧めるようになったのです。

この経緯を見ただけでも、とても安心してワクチンを接種することはできないはずです。

ちなみに、この忽那医師は、国の広告塔的な立場でWEB広告などにもたびたび出演していましたが、新型コロナ禍真っ最中の2021年7月、国立医療センターから大阪大学の教授へ大出世しています。

第3章

「ワクチン＝正義」で国民を洗脳する

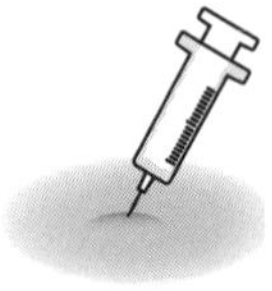

ワクチン批判を封殺

河野太郎氏は、メディアに対して強権的な圧力をかける政治家でもありました。これは民主主義国家の政治家としては、あり得ないものです。

河野太郎氏が、かつて外務大臣をしていたときにこういうことがありました。

２０１８年12月、記者会見でロシアとの北方領土関係の質問をされたとき、記者の質問にまったく答えずに無視して、「次の方どうぞ」という発言をして国民の批判を浴びたのです。しかも、この「次の方どうぞ」という発言は3度も行われました。

常識的に一国の外務大臣が、記者に質問されて、それを無視するというようなことはあり得ないことです。

「ロシアとは非常にデリケートな関係にあり、答えにくい」というのであれば、それを説明すべきです。それもせずに、まったく無視するというのは、小学校の学級会でもあり得ないような暴挙です。

記者やメディアは、河野太郎氏に対して相当な圧力を感じたはずです。河野太郎氏は、この件に限らず、メディアに対して高圧的な態度をとることで知られていました。気に食わない質問をしたり、批判的な記事を書いた記者を、出禁にするようなことも行っていたのです。

こういう政治家の態度は、一般の人が思っている以上に、メディア側のダメージが大きいものです。大臣から出禁にされてしまうと、その分野での報道が非常にできにくくなります。

ワクチン担当大臣から出禁にされると、ワクチンに関する重要な情報が報じられなくなってしまいます。国民はワクチンに関する情報を欲しがっており、メディアとしては、それは絶対に避けなくてはなりません。となると、メディアは河野大臣の機嫌を損ねるようなことを書かなくなってしまいます。

その結果、ワクチンに関して批判的な記事を大手メディアは一切書かないという、異常事態を生んでしまったのです。そのため、国民はワクチンに関するネガティブな情報には一切触れることがなくなり、ワクチンの効果ばかりを繰り返し聞かされることになったのです。

世界の中で日本人だけが、いつまでもワクチンの効果を信じ続けている最大の原因はここにあると思われます。

政治家というのは、メディアに批判されるのは当たり前であり、メディアが政治家を批判できなくなれば、国は絶対におかしな方向に進みます。普通、政治家はそのことを常識としてとらえており、いくらメディアに批判されても受忍してきました。それは民主主義国家の政治家として最低限度の義務だからです。

しかし、河野太郎氏は政治家の最低限度の受忍義務を放棄し、メディアに対して権力を使って報復をちらつかせ、黙らせてきました。そういう政治家は、最近増えてきており、河野太郎氏だけではありません。が、その代表格が河野太郎氏であり、民主主義を脅かした責任を負わなくてはならないと思います。

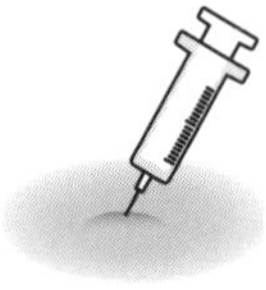

メディアを操作する

実は、大手のメディア企業は既得権益でガチガチに守られています。

たとえば新聞業界には、「記者クラブ」というものがあります。

これは官庁などに、報道機関専用室のようなものが設けられ、メンバーだけが独占的に取材を行えるというものです。この記者クラブは、各官庁、都道府県など８００カ所に及ぶのです。

記者クラブに入れるのは、既存の新聞社等に限られます。だから、新聞業界には新規参入がなかなかできないのです。先進国で、メディアにこのような閉鎖的な団体があるのは日本だけです。この記者クラブの存在について、大手新聞社は表立った批判はしていません。

また、テレビなどもそうです。

現在、地上波のテレビ局というのは、事実上、新規参入ができません。テレビ放送を行うには、総務省の免許が必要ですが、地上波のキー局の免許は、これ以上出すことはないからです。テレビ業界というのは、完全な既得権業界なのです。

そして、ご存知のように、大手新聞社は地上波のテレビ局を持っています。既得権益で守り固められた業界なのです。

本来、もっともオープンであるべきマスコミが、既得権益というシェルターの中で、美味しい汁を吸っているのです。

河野太郎氏は、この大手メディアの既得権益を逆手にとって、メディアを操作してきました。つまりは、記者クラブからはずしたり、出禁にしたりすることなどをちらつかせ、大手メディアの既得権益を脅かすことで、メディアに自分の思う通りのことを書かせようとしたのです。

ワクチンに関するネガティブ情報は、大手新聞やキー局のテレビなどはまったくといっていいほど報じることがありませんでした。

最近になって、ワクチンの被害や危険性を報じるメディアがちらほら出てきましたが、そのほとんどが週刊誌か地方紙です。つまりは、記者クラブに入っていない、既得権益を持っていないメディアしか、ワクチンの批判的な記事は書けなかったということです。

毎年、国境なき記者団が発表する報道の自由度ランキングでは、日本は台湾、韓国などよりもはるかに低い世界71位です。この不名誉な順位は、記者クラブという名の報道統制が大きく影響していると言えます。そして記者クラブという報道統制を、もっとも悪用してきたのが河野太郎氏だと言えるのです。

10代の子のワクチン接種後死亡を報じないメディア

その結果、ワクチンに関する重大なニュースが、大手メディアでまったく報じられないということがしばしば起きました。

ワクチン接種開始されたばかりのときに20代の女性が死亡したことが報じられなかったことは前述しましたが、このような事例は枚挙にいとまがありません。

たとえば、２０２２年1月に13歳の男の子がワクチンを打って4時間後に死亡していますが、大手メディアではまったくと言っていいほど報じられませんでした。

この事件は厚生労働省が発表しているものなので、サイトを見れば誰でも確認できます。

当時、10代の子が新型コロナで死亡するケースはほとんどありませんでした。しかし、ワクチン接種が開始されると、すぐに数名の子が亡くなっています。これはデマでもなんでもなく、厚生労働省の資料でわかることです。

これらのことを大手メディアがほとんど報じなかったということは、明らかに異常なことであり、筆者としては非常に恐ろしく感じます。「日本には報道の自由はないのか」ということです。

現代日本では、10代の子が一人でも変な死に方をすれば、事故であれ、事件であれ、大々的に報じられるものです。

しかしワクチンに関しては、まったく報じられないのです。こういう情報こそ、きちんと国民に知らされるべきはずです。

メディアの一社一社に質問状を送りたいほどです。なぜ、13歳の子がワクチン接種後に死亡したことをまったく報じなかったのですか、と。

この国は、本当に腐っているのかもしれません。

新型コロナによって、それが明らかになっているのかもしれません。

くれぐれも子どもを持つ親のみなさん、子どものワクチン接種だけは慎重にも慎重を期してください。学校が勧めるからとか、周りがみんな打ったからとか、そういう理由で打たせるのだけはやめてください。

自分でしっかり情報を集めて、本当に必要かどうかを自分の責任で判断してください。

もし何かあっても、誰も責任をとってくれないのです、この国では。

欧米では、ワクチンのネガティブ情報を報じるメディアもあります。欧米各国では、ワクチン接種が60％くらいで頭打ちになったのも、そのせいだと思われます。

「国民の7割くらいがワクチンを接種すれば集団免疫が得られる」

と当初は言われていました。

が、7割の接種をして、規制を解いた途端に、どこの国も感染爆発に見舞われました。

新型コロナ禍において、日本社会のいろいろな部分の不都合が表面化しました。

医療、政治、教育、社会保障等々、様々な分野で欠陥や機能不全が見えてきました。

が、筆者は日本社会でもっとも遅れていて、もっとも欠陥が多いのは、新聞、テレビをはじめとするメディアだと思うのです。そしてせんじ詰めれば、メディアを暗に規制している河野太郎などの政治家が元凶となっているのです。

河野太郎氏がワクチンを「絶対正義」とした背景

河野太郎氏が、純粋に「ワクチンの効果」を信じ、ワクチン接種に邁進《まいしん》したのであれば

（愚かではありますが）、一応、筋は通っていると言えます。

しかし、彼は純粋に「ワクチンの有効性」だけを理由に、ワクチンを絶対正義としたわけではありません。

河野太郎氏が「ワクチンは絶対正義」としたのは、日米の利権や医療関係の利権が大きく絡んでいたのです。

彼は純粋に国民を助けようとしたわけではなく、自分の保身のために、有効性も安全性もよくわかっていないワクチンを国民に強要し続けたのです。


まずは日米の利権について、ご説明します。

２０２０年の11月、ファイザー製薬による新型コロナワクチン開発成功の報道がなされた後、アメリカを中心として世界各国の株が爆上がりしました。

その株高はその後も続いており、２０２１年にはニューヨーク株式市場は史上最高値を何度も更新しています。日本の株式市場も、バブル崩壊後の最高値を何度も更新しました。

２０２０年の11月以降、アメリカを中心とした先進国の経済は、「新型コロナ後」を見据えた動きとなっています。それは、ワクチンが新型コロナを終息させるということが大前提になっています。

そんななかで、もし「ワクチンはあまり効果がなく、危険性も大きいので一旦、中止する」というような決断を下せば経済は大きく失速します。先進諸国にとって、経済のことを考えれば、ワクチンは絶対に効いてもらわなければならないし、ワクチン接種の中止などあり得ないことだったのです。

日米貿易摩擦とワクチンの関係

そして日米関係において、ワクチンは重要なアイテムともなっていました。

国がワクチンを推進するにあたって、日米の経済問題が大きな要素になっていたということです。

新型コロナワクチンは、コロナ禍を収束させる切り札として開発されたものですが、アメリカにとっては重要なビジネスアイテムでもあります。

特に日米間では、ワクチンは重要な貿易物資となっているのです。ざっくり言えば、ワクチンは日米の貿易不均衡をただすためのアイテムになっていたということです。

日本はアメリカに対して、巨額の貿易黒字となっています。

アメリカは、何十年間もずっと、日本に対して「貿易黒字を減らせ」「アメリカの製品を買え」と迫ってきました。

「日米貿易摩擦」

というと、日本人の大半はすでに過去の事だと思っているフシがあります。

日米貿易摩擦というのは、80年代に日本が大幅な貿易黒字を記録しているときのことであり、現在は、そういう状況にはない、と多くの日本人は思っています。

が、それは大きな間違いです。

実は、日米貿易摩擦というのは、80年代からほとんど状況は変わっていないのです。というより、見方によっては悪化しているとさえ言えます。

1980年代、アメリカの対日貿易赤字がもっとも大きかった年は1987年です。この年、アメリカの対日貿易赤字は、約570億ドルでした。

では現在はどうかというと、2019年のアメリカの対日貿易赤字は、約700億ドル（日本円で約7兆円）です。つまり、1987年と現在とでは、アメリカの対日貿易赤字は、まったく減っていない、むしろ増えているのです。

もちろん、１９８７年と現在とではＧＤＰの規模がまったく違うので、直接の比較はできません。しかし、アメリカの対日貿易赤字の規模が、今も相当に大きいことは間違いないのです。

なぜ日米貿易摩擦が昨今あまり報じられなくなっていたのかというと、中国の存在が大きいからです。アメリカにとって貿易赤字の最大の相手国が中国に代わったので、そのことばかりが取り上げられるようになったのです。

しかしアメリカ政府は、今でもことあるごとに日本に対して輸入を増やすように圧力をかけています。が、日本の国民はあまりアメリカ製品を買いたがらないし、政府が防衛装備を買おうにも野党や国民の厳しい目があります。

そんななかワクチンの購入は、日米双方の政府にとって打ってつけのものでした。日本政府は大手を振ってアメリカの製品を買うことができますし、アメリカもこれで対日貿易赤字を減らすことができます。

日本は、アメリカのファイザー社、モデルナ社から数億回分のワクチンを購入する契約を結んでいます。これは、日米の貿易不均衡問題にも大きく寄与することになります。

だから、日本としてはワクチンのリスクが見えてきても、今更、アメリカに、

「やっぱりワクチンは買わない」

「ワクチン買うのは少し待ってみます」

とは言えなかったわけです。

もちろん、それは言い訳にはなりません。日本の首脳は、経済問題と国民の健康を天秤にかけてワクチン接種を強行するというような愚《ぐ》を行ってしまったのです。

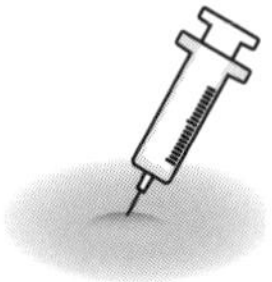

製薬という危ないシステム

そして、新型コロナワクチンは、アメリカの製薬利権に大きく関係しているのです。そのために、日本をはじめ多くの国々で、ワクチンに疑問を呈することができない状況が生まれてしまったのです。

ファイザーなどワクチン製造各社は当初、

「ワクチンには高い感染防止効果がある」

と発表しました。

そして、世界各国の医学者たちがこぞって、

「６～７割の国民がワクチンを接種すれば集団免疫が得られる」

と主張しました。

そのため、先進各国は大急ぎで国民にワクチン接種を行いました。が、いち早くワクチン接種を進めたイスラエル、イギリスなどでは、いったん感染者数が激減したものの、その後、以前に増して感染が爆発するようになりました。

イスラエルもイギリスも、ワクチン接種前からロックダウンや強い社会規制を行っており、いったん感染者が激減したのも、ワクチンのおかげだったのか、社会規制のおかげだったのかは不明なのです。

どちらの国も、ワクチン接種が進み社会規制をはずした途端に、また感染者が激増しているのです。

そしてイスラエル、イギリス両国とも、ブースター接種などを世界に先駆けて行いました。が、世界最悪レベルの感染者を出しているのです。また先進国のほとんどでワクチン接種開始前よりも、ワクチン接種後のほうが、新型コロナでの死亡者も多いのです。

これらのことを見れば明らかに、当初、製薬会社が発表したような効果は得られていないことがわかるはずです。

にもかかわらず、なぜ先進各国は製薬会社の発表を鵜呑《うの》みにしてしまったのでしょうか？

それは製薬というシステム上の問題もあるのです。

新しい薬をつくるためには、莫大な初期投資がかかります。そして本来、新薬をつくるには何年も何十年もかかります。しかも、それだけ長い期間かけて研究した薬でも、あまり効果が出ずに、失敗するケースも多々あります。

製薬会社は、そういう莫大な投資を、新薬を発売することで回収しなければならないのです。

新薬というのは、世界各国で「国の承認が必要」というシステムになっています。もし国の承認が得られなければ、新薬は発売できません。

そのため、製薬会社は国の承認を得やすくなるように、様々な工作をしています。

たとえば、日本の製薬会社は、厚生労働省から大量の天下り役人を受け入れています。

また世界各国の製薬会社は、公的機関や大学の研究機関などに莫大な寄付を行っています。世界の薬学系の大学の研究機関は、製薬会社の寄付がなければ成り立たないほどになっているのです。

となれば、もちろん、公的な医療機関や大学などは、あからさまに製薬会社に不利になるようなことはしません。

そういう製薬業界の状況に、新型コロナの緊急性も加わり、

「新型コロナワクチンの成功に誰も異を唱えられない」

という現在の状況が生まれてしまったのです。

国がワクチン接種を推進する本当の理由

そもそも新型コロナワクチンは、ＷＨＯがその効果を認め、大々的に推奨したものです。

そのために先進諸国をはじめ、世界中の国々がこぞって接種を進めてきました。

河野太郎氏にとっても、ワクチンに関して独自の判断などを一切することなく、ＷＨＯの推奨するスタンダードなコロナ対策を進めるのが最良のことだったのです。

だから、ワクチン接種について疑義《ぎぎ》をはさむことなど一切せず、追跡調査をして効果や安全性を確認することさえほとんど行ってこなかったのです。

もし河野太郎氏や日本政府が独自にワクチンの有効性に疑問を呈し、ワクチン接種を進めなかったとしたら、新型コロナの被害において、全面的に責任を負わなくてはなりません。

が、国際的スタンダードの対策を行っていれば、もし後で被害が出たとしても、

「ワクチンは国際的にスタンダードな対策だった」

という言い訳ができるのです。

つまり、河野太郎氏や日本政府は、国民の命を救うために真剣に考えることはせずに、「後で責任を問われないようにする」ことだけを考えているのです。

日本は、ワクチン2回接種者の割合が80%を超えており、先進国の中でも非常に高いのです。ワクチンを打った方の多くはこう考えたはずです。

「副反応は怖いけれど、政府がこれだけ大々的に推奨しているのだから、これが最善の方法なのだろう」と。

が、日本政府は、国民にとって最善の方法を慎重に選んで決めているわけではないのです。河野太郎氏も官僚も医療専門家も、とにかく眼前の自分の立場を守ることだけを考えていたのです。

行政機関の末端にいた筆者としては、そういう行政当局の「根本の無責任さ」を嫌というほど知っています。だから筆者は、最初から日本の新型コロナ対策に疑問を呈し続けてきました。

諸外国でもＷＨＯや政府は、ワクチンを推進してきました。しかし諸外国の場合、日本ほど報道に規制はなかったので、ワクチンの効果がないことや副反応リスクについて、それなりに報道されていました。そのため諸外国では、政府が推奨しても国民がワクチンから離れたのです。また各国政府も、ワクチンパスポートを廃止するなど、「脱ワクチン政策」を講じていました。世界中でワクチンが打たれなくなったのは、このためなのです。

しかし、日本の場合は、河野太郎氏をはじめとする政府関係者のメディアへの圧力がきつく、ワクチンに関するネガティブ情報はほとんど報じられないため、今でも国民の多くはワクチンを信じているのです。

ＷＨＯは製薬会社の意のまま

河野太郎氏や日本政府のコロナ対策の拠りどころになっているＷＨＯですが、この組織は、実は問題だらけ、欠陥だらけなのです。

今回の新型コロナで、世界的に被害が拡大した背景には、ＷＨＯの初期対応のまずさが大きな原因の一つになっています。

２０１９年12月に、中国はＷＨＯに初めて、武漢で新型コロナが蔓延《まんえん》し、クラスターが発生していることを報告しました。しかし、それはかなり遅い報告でした。

それまでも中国の武漢で正体不明の感染症が発生したことは、先進国のメディアなどでは報じられていました。が、中国側はなかなかそれを認めず、感染者が激増し隠しきれなくなってから、ようやく報告したのです。

それでもＷＨＯは、すぐには動きませんでした。中国からの報告を鵜呑みにし、事態を過小評価していました。海外渡航制限をする国などに、わざわざ「そんなことをする必要はない」というコメントを出したりもしていました。

２０２０年2月の時点では、イタリアなどでもかなり被害が広がっていたにもかかわらず、パンデミック（伝染病の世界的大流行）の宣言もせず、渡航や入国の制限などの勧告もしませんでした。

そして、ヨーロッパなどに感染が爆発的に拡大した3月11日になってようやくパンデミックを宣言しました。


ＷＨＯがもっと早い段階でパンデミックを宣言したり、中国との渡航に警戒を呼び掛けていれば、これほど被害が大きくなることはなかったはずです。

ＷＨＯの対応が後手に回った背景には、中国に対する遠慮があります。

世界各国がＷＨＯへの拠出金を渋ろうとしているなかで、大金を出してくれる中国は大事な「顧客」でもあります。

またＷＨＯのテドロス事務局長の母国はエチオピアであり、エチオピアは中国から多額の支援を受けています。

テドロス氏がＷＨＯの事務局長になれたのも中国のおかげだ、という見方もあります。

それもこれも元はといえば、国連機関が独自の財政基盤を持たないからでもあります。

国連機関は、加盟国の拠出金によって運営されています。

必然的に、拠出金の大きい国ほど発言力が強くなります。

これでは、真に世界にとって役に立つ機関がつくれるはずがありません。

先進国はどこも財政赤字を抱えて、国連の拠出金を出し渋るようになっています。

一方、経済成長が著しい中国は財政に余裕があり、国連への拠出金も積極的に増額しています。

だから国連の諸機関は、中国の影響が非常に強くなっているのです。


しかもこの中国よりも、はるかに大きなＷＨＯのスポンサーが、製薬会社などの民間団体なのです。これは、筆者が独自のルートから仕入れた秘密情報などではありません。ＷＨＯの収支報告に出ているので、誰もが確認することができます。

ＷＨＯは、世界各国が義務的に支払う拠出金は、財源のわずか17％に過ぎず、財源の80％以上を民間団体の寄付などに頼っているのです。

そして、この民間団体からの寄付が実は非常に危ないのです。

というのも民間団体からの寄付金の多くが、製薬業界からのものなのです。ＷＨＯは、製薬会社から直接寄付を受けることはできませんが、慈善団体などを経由することで事実上の寄付を受けていると指摘されています。

このＷＨＯと製薬会社との癒着は、これまでもたびたび問題として指摘されてきました。ＷＨＯとしても、最大のスポンサーである製薬業界の機嫌を損ねるわけにはいかず、製薬業界の意向を汲んだ施策を打ち出すことになります。新型インフルエンザの際にも、ＷＨＯがワクチンの必要性をあおったために、製薬会社は莫大な利益を上げていました。今回の新型コロナ禍でも、ファイザーなどの世界的製薬会社はかつてないほどの利益を上げました。

河野太郎氏や日本政府は、ＷＨＯの意向に沿う形で、ワクチン接種を行ってきましたが、それは結局、製薬会社の意向に沿っていただけだったのです。

また河野太郎氏や日本政府も、ＷＨＯと製薬会社の癒着について知らないはずがないのです。もし知らないとするならば相当の政治オンチです。知っているのに、あえて製薬会社の意向通りの対応を行っていたのです。

第4章

捏造だらけのワクチン・データ

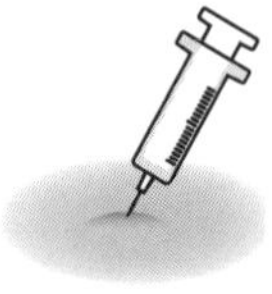

ワクチンは感染予防にはまったく役に立たなかった

これまで政府や御用医師たちは、常々、ワクチンにはデメリットをはるかに超えるメリットがあると、喧伝してきました。

世界中でワクチン接種が始まる前、

「国民の3分の2程度がワクチンを打てば集団免疫がつくられ感染者がいなくなる」

と言われていました。

しかしワクチン接種が始まると、すぐにワクチンの効果に疑問が出てきました。

ワクチンを接種しても感染するといういわゆる「ブレークスルー感染」が激増したからです。というより、ワクチン接種が開始されても、感染者が目に見えて減るというようなことはなく、むしろ感染者が増えるようになりました。

日本よりワクチン接種が先行していた国では、一足先に同様の現象が起きていました。

イスラエル、アメリカ、イギリス、ドイツなどは、ワクチン接種率が6割程度になったころ、国民生活の規制をほとんどなくしました。が、これらの国々は、規制を撤廃してほどなくすると、以前よりも大きい感染爆発が起きたのです。

ワクチンによって、新型コロナを抑え込んだ国は、まったく出現しなかったのです。

このため政府や御用学者たちは「ワクチンは重症化を防ぐもの」と言い換えるようになりました。

この点を見誤らないでいただきたいのですが、政府や御用学者たちは、当初は、「重症化予防」などはそれほど言っておらず、あくまで「感染予防」「発症予防」のためのワクチンだと喧伝していたのです。河野太郎氏にいたっては、前述しましたようにインタビューの中で「感染しなくなる可能性が高い」とさえ述べています。

その言葉を聞いてワクチンを打った人も、たくさんいるはずです。だから、まず「ワクチンが当初の目的ははずれている」ということを、明確にしておきたいと思います。

壮大で危険なプロジェクトが、当初の目的をまったく達成できなかったのですから、本来は、ここで一旦中止し、ワクチンについて再検討するべきでした。特例で緊急承認されたリスクの高いワクチンなのだから、当初の性能が認められなかったのであれば、安全性についても疑問が生じるはずです。即刻中止し、効果や必要性、安全性を再度チェックするのが、ごくごく当然のことのはずです。

国民の健康を考えるのであれば、それは最低限度やるべきことだったのです。

しかし河野太郎氏をはじめ政府や御用学者たちは、当初の目的がはずれたワクチンを何ら検証することなく、「重症化予防」という別の目的に言い換えて接種推進を継続したのです。

河野太郎氏や政府は、最初から「ワクチンを打つこと」が目的だったと私は考えます。

だから、効果があろうとなかろうと、安全であろうとなかろうと、とにかく理由をつけてワクチン接種を続けたわけです。

これも河野太郎氏が犯した大きな過ちの一つです。

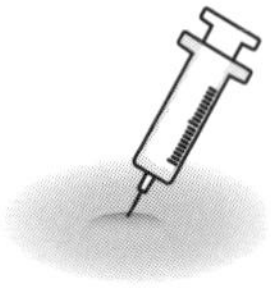

ワクチンは重症化予防にもなっていない

では、ワクチンは本当に重症化予防になっていたのでしょうか？

政府や御用学者、各地の首長などは、ワクチン接種1年目にしきりにワクチンの効果を喧伝しました。

たとえば大阪府の吉村知事は、２０２１年8月16日の時点で、

「ワクチンを2回接種した人で重症化した人、死亡した人は一人もいない」

「だからワクチンは大きな効果がある」

と発言しました。

この発言によって、

「やっぱりワクチンは効果があるんだ」

と思った人は多いはずです。

またワクチンを推奨する人の多くが言う、

「ワクチンは重症化を防ぐ」

という言葉は、この吉村知事の発言の影響が大きいと思われます。

しかし、この吉村知事の発言は、まったく意味がないものです。２０２１年8月という

と、一般の人へのワクチンの接種が始まったばかりのときです。

この時点のデータで、ワクチンの効果を判断できるわけがないのです。

「コロナに感染して重症化する」までには、ある程度の時間がかかるので、一般の人へのワクチン接種が終わってしばらく経ってみないと、本当のワクチンの効果はわからないはずです。

吉村知事はこの発言をしたとき、

「この後も、ワクチンのデータについては追跡調査し、公表する」

というようなことを言っていますが、彼がこの後にワクチン効果についてのデータを発表することはありませんでした。もしかしたら、どこかでちょっと発表したことがあるかもしれませんが、少なくとも、筆者はそういう情報を知り得ることはできませんでした。

というより、吉村知事に限らず、日本の政治家たちやメディアは、新型コロナワクチンに関する具体的な効果を追跡調査し、発表するということをしていません。

だから、ワクチン接種済みの人がどのくらい新型コロナに感染し、どのくらい亡くなられているのか、具体的なデータを知るには非常に苦労するのです。

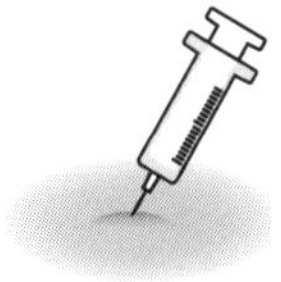

「ワクチンを打ったほうが致死率が高い」という厚労省データ

ワクチン接種が始まった当初は、厚生労働省もワクチン接種回数ごとの感染率、致死率などのデータを取っていました。しかし、そのデータは衝撃的なものでした。

２０２１年９月に行われたコロナ対策アドバイザリーボードにおいて、提出された厚労省のデータでは、65歳以上の人たちは、ワクチンを接種したほうが致死率は低くなっていますが、65歳未満の人たちでは、ワクチンを接種したほうがコロナに感染した際の致死率が高いという結果になっていました。

そして全年齢でも、ワクチンを接種したほうがコロナに感染した際の致死率は高いという結果になっていたのです。全年齢では、ワクチン２回接種者は、ワクチン未接種者の約５倍も致死率が高いというデータになっていました。

つまりは、２０２１年９月の段階ですでに、「ワクチンは重症化予防の効果もない」「少なくとも65歳未満の人にはデメリットしかない」という結果が出ていたのです。

が、こともあろうに、厚労省はその後、ワクチン接種回数ごとの詳細なデータを公表することをやめてしまいました。公表すると、ワクチンを打たない人が増えるからです。

つまり厚労省の目的は、コロナ感染者の致死率を下げることではなく、ワクチンを打つことだったのです。

京都大学の福島雅典名誉教授は、この件について、厚生労働省にデータを公表するように訴訟を起こしています。

河野太郎氏は、この時点では、まだワクチン担当相でした。河野太郎氏がこの事実を知らなかったはずはないのです。もし知らなかったとすれば、大臣として大失格です。またもし知っていて、ワクチン推進を継続して

2021年8月31日時点での
新型コロナ陽性者の致死率

年齢層	ワクチン未接種	ワクチン1回接種	ワクチン2回接種
65歳未満	0.04	0.06	0.08
65歳以上	2.83	2.35	1.22
全年齢	0.12	0.41	0.58

新型コロナ対策アドバイザリーボードで提出された厚生労働省の資料より

いたとすれば、無責任極まりないし、これまた大臣として大失格です。

河野太郎氏はどう贔屓目《ひいきめ》に見ても、日本のコロナ被害、ワクチン副反応被害において、重大な責任は免れないと言えます。

東京のコロナ死亡データに衝撃の事実が

この後、ワクチン接種回数ごとの効果を示すデータは、一般の人はほとんど見ることができなくなりました。

当時、筆者もそういうデータはないものかといろいろ探していましたが、なかなか見つかりませんでした。

が、東京都議会議員の尾島紘平氏が「東京で２回接種済みでコロナに感染し亡くなられた方」の累積人数を不定期にツイッターに掲載していることがわかりました。このデータ発表は、２０２１年８月から同年11月はじめまで行われています。

この時期は一般の人へのワクチン２回接種が、50％を超えるくらいのときのことであり、ちょうど吉村知事の発言があったころのことです。

尾島紘平氏は都民ファーストの会の議員であり、都議会では与党議員です。また与党議員として普通にワクチンを推奨しています。なので、おそらく正確な数値を発表されているはずです。

この尾島紘平氏が発表した2回接種済みの人のコロナ死亡データをもとに、未接種の人のコロナ死者との比較をしてみました。


このデータを見ると、8月の時点ではさすがに死亡者は未接種のほうが圧倒的に多いです。未接種者のほうが、人口が多かったので、これは仕方ありません。

しかし9月以降は、2回接種済みの人が激増します。そして10月には、なんと未接種の人よりも2回接種済みの人のほうが、死亡者は多くなっているのです。

2021年10月というと、東京のワクチン2回接種率がようやく60％を超えたくらいの時期です。60％の人がワクチンを2回接種しているのに、コロナ死亡者の中で2回接種の人の割合が50％以上になっているということは、ワクチンの重症化を防ぐ効果はほとんどないと言えます。

2021年8～10月の東京の新型コロナ死者

2021年	2回接種済み	未接種	合計	東京のコロナ死亡者に占める2回接種済みの割合
8月	15人	435人	450人	3%
9月	48人	253人	301人	16%
10月	29人	28人	57人	51%

しかも、尾島紘平氏が発表している2回接種済みのコロナ死亡者のデータというのは、「ワクチン2回接種がきちんと確認されている人」だけの数値であり、死亡者の中にはワクチン接種歴がわからない人もいるのです。

また10月に2回接種で死亡した方というのは、ワクチンを接種してすぐに新型コロナに感染し、死亡したということになります。こんな短期間に、新型コロナに感染するのだから、むしろ、ワクチンを接種すれば感染しやすいのではないか、重症化しやすいのではないか、という疑いさえ生じるはずです。

２０２１年11月以降は、東京の新型コロナの死亡者は急減し、尾島紘平氏の「2回接種済みの死亡者」の発表も11月6日以降は行われていません。だから11月以降との比較はできません。

が、２回接種済みの人の死亡割合は２０２１年10月までに急増しており、もし11月以降も感染者の死亡増加が続いていれば、２回接種済みの人の割合はさらに高くなっていたことが予想されます。

尾島氏は月ごとに集計して発表しているわけではなく、不定期に発表される累計値を筆者が拾って集計しているので、小さな差異があるかもしれません。が、尾島氏の発表が真実であれば、おおよその数値は間違っていないはずです。

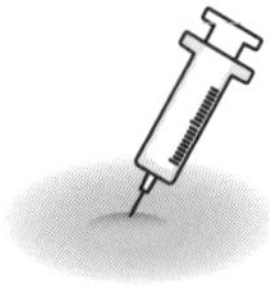

ワクチンが2021年9月以降の感染減をもたらしたという嘘

「東京だけのデータで判断はできない」

という人もいるかもしれません。

しかし、製薬会社の治験は、これよりはるかに少ない母数データでしか行われていないのです。だから製薬会社のデータよりもよほど信憑性があるといえます。

　また、わずか数カ月でつくられたワクチンであり、その効果や安全性は、綿密な追跡調査をして逐一チェックされなければならないはずです。にもかかわらず、政府や専門家はそういう作業はほとんど行わず、製薬会社の発表データだけをまるで神のお告げのごとく信用しているのです。

　そして製薬会社の発表に少しでも疑問を投げかけると、河野太郎氏が言う「反ワクチン」などと決めつけられ、排除されてしまうのです。

　新型コロナ対策がいかにいい加減で危険なものか、ということです。

　ところで、日本では２０２１年９月以降、新型コロナの感染者が謎の急減をしました。この急減の要因はよくわかっていませんが、ワクチン推進者の専門家たちは「ワクチンのおかげ」だと吹聴しました。

　しかし上記の死亡者のデータを見れば、それは間違いだということがわかります。ワクチンの未接種者のほうが先に大きく減少しているからです。

　２０２１年９月の時点で、ワクチン２回接種済みの死亡者は3倍以上増えているのに、未接種者の死亡はほぼ半減しています。また8月から10月の間には、未接種者のコロナ死亡は15分の一以下になっています。これらのことは「ワクチン接種者人口の増加」などでは到底説明がつかないものです。

そして死亡者が減少しているということは、感染者も減少しているということです。つまりワクチン未接種の感染者のほうが先に急減し、それにつられるようにしてワクチン接種者の感染も減少していると見るのが自然です。

もしワクチン効果で感染者が激減しているということであれば、「未接種者ばかりが感染している」という状況が生まれていたはずです。しかし、そういう状況は一切起こらず、接種者も未接種者もまったく同じように感染者が激減したのです。

だから、ワクチン効果で日本の感染者が急減したというのは、まったく根拠がないのです。

また、世界的に見ても感染者が急に減るという現象は、ワクチン接種が進んでいない国でも起こっていることなのです。新型コロナの流行には波があり、大きく増えた後、大きく減るということを繰り返しています。

だから9月以降の日本の感染者急減も、単にその波の一つだったのです。

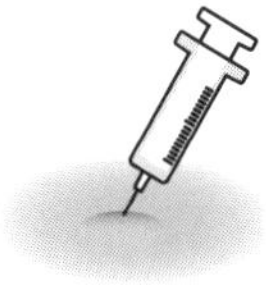

東京のデータを専門家は誰も分析していない

何度も触れましたように、ワクチンは決して体に害がないわけではないのです。

●多くの人に出ているかなり重い副反応
●因果関係は認められていないけれど接種後の多くの死者
●今後どんな影響がわからないという将来リスク

これらのデメリットを加味すれば、この東京のデータが出た時点でワクチンはまったく意味がないどころか、大きなマイナスだと言えたはずです。

そして筆者がもっとも恐ろしく感じるのは、この東京のデータを今まで政府や専門家の誰も分析し発表したことがないということです。

もし専門家がこのデータのことを知っていて、ワクチンを推奨していたのであれば、かなりの重罪になるはずです。また、もし専門家の方々がこのデータの事を知らなかったとすれば、かなりの無能であり、無責任だと言えます。

いずれにしろ、彼らの罪は相当に重いはずです。

また、この東京のデータを見れば、欧米のワクチン先行国がなぜ感染爆発しているのか？なぜワクチン接種開始後のほうが死者は増えているのか？　という疑問の答えが、おぼろげながら見えてきます。

しかし、この点に突っ込んで分析したメディアはありません。

世界でも日本でも、この点を分析している専門家はいたのですが、政府やメディアがどこも取り上げてくれていないのです。

「ワクチンは絶対正義」「ワクチンを打つことが目的」という政府の指針に従ってくれる御用学者の意見しか、メディアに流れなかったのです。

だから国民の多くは、「ワクチンは感染者や死者の激減につながっている」と思いこんでしまったのです。

浜松市の追跡調査ではワクチンの感染予防効果はなし

２０２１年秋の東京の新型コロナ死者のデータを前述しましたが、ほかの地域でも同様のことが起きていないのか、確認したいと筆者は考えました。

ワクチンを2回接種した人は、どのくらい感染するのか？

どのくらいの人が重症化するのか？

ブースター接種は、どのくらい効果があるのか？

そういうことを具体的な数値で知りたいと思っている人は多いはずです。が、国や自治体は、ほとんどそういうデータを公表していません。もしかしたら、追跡調査さえまともにしていないのかもしれません。

どこかにそういうデータがないものか、いろいろ探してみたところ、浜松市がかなり詳しいデータを発表していることがわかりました。

浜松市では、毎週、感染した人の症状と、年齢層、ワクチン接種状況を調べて公表して

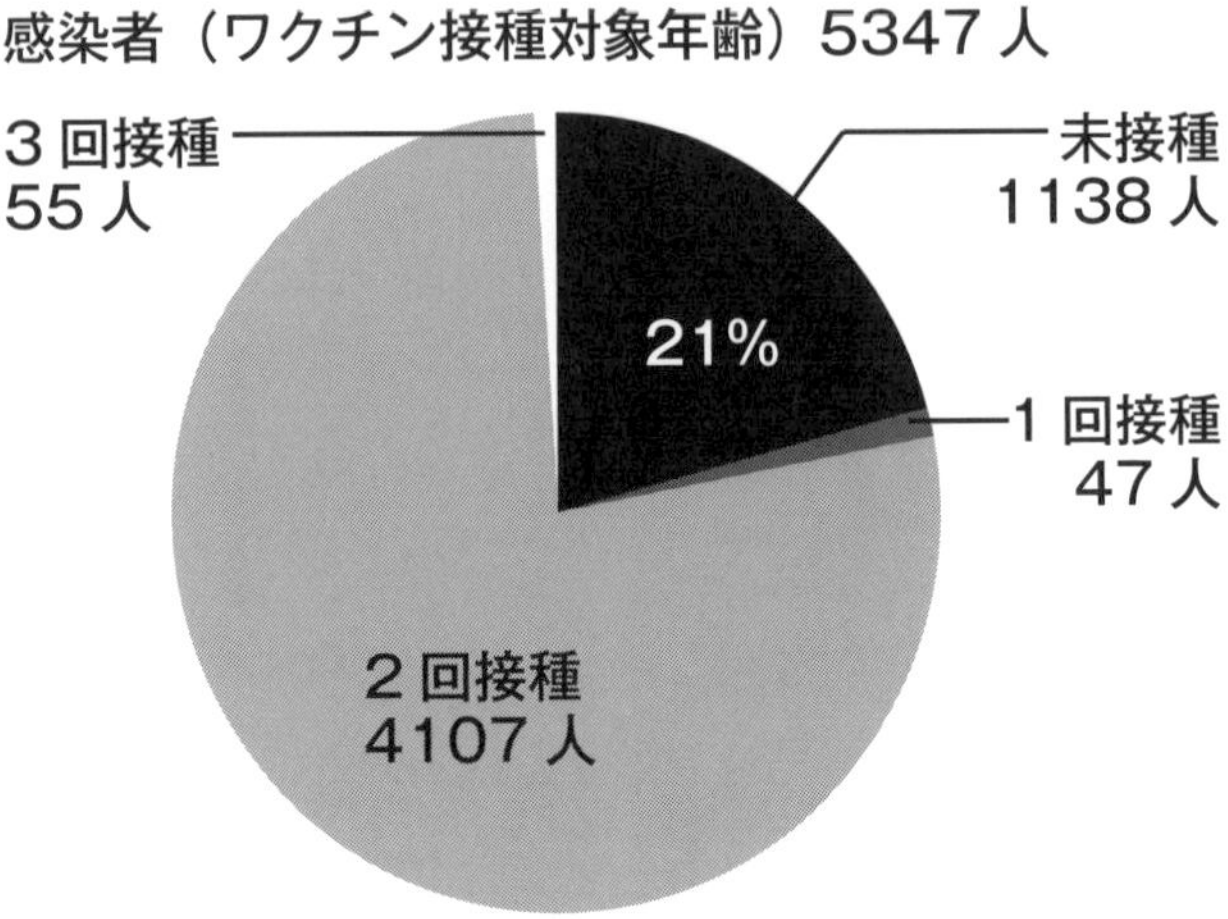

浜松市の2022年1月のデータ（2022年1月1日から2月3日まで）

います。これほど詳細に、しかも頻繁にデータを公開している自治体はほかにはなく、もっとも信頼できるデータだと思われます。このデータについて、浜松市に問い合わせたところ、一人ひとり必ず、接種状況を調べており、東京都のように「ワクチン接種不明」というのはないそうです。

この浜松市の2022年1月のデータを分析してみたいと思います。

掲載しているデータは、2022年1月1日から2月3日までのものです。ちょうどオミクロン株が流行しはじめた時期から最盛期に差し掛かるまでの期間です。

当時、浜松市では、ワクチン接種対象者の87・6%がワクチンを2回以上接種しています。全国平均とほぼ同じです。

ワクチン接種対象年齢（11歳以上）で感染した人は、全部で５３４７人です。そのうち未接種者は、１１３８人で21％でした。２回以上接種した人で感染した人は、４１６２人で78％です。87・６％がワクチンを２回以上接種していて、感染した人の中で78％の人が２回以上接種しているということは、ワクチンの感染予防効果はほとんどないと言えるでしょう。

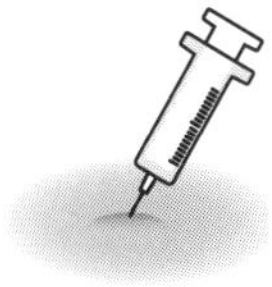

重症化予防の効果も見られない

次に、症状を見てみましょう。

中等症以上の症状の人は、合計で38人です。そのうちワクチンを２回以上接種している人は、28人で74％です。これも効果は微妙というか、あまりないということが言えるでしょう。ワクチン推進論者がよく言うような「入院したり重症化したりしているのは未接種者ばかり」というような状況では、まったくないのです。

重症者は、未接種と2回接種が一人ずつです。だから50％ずつということになりますが、これは人数が少なすぎるので何とも言えません。ワクチン2回接種の中等症の人がかなりいるので、今後、この数値は変わってくると思われます。

着目すべきは、中等症の中にワクチン3回接種の人が2名もいるということです。浜松市ではワクチン3回接種の人の割合は公表していませんが、まだそれほどいないはずです。22年2月3日の時点において全国平均で3％程度ですので、おそらく浜松市もそのくらいだと思われます。

ブースター接種はまだ3％しかしていないのに、すでに中等症になる人が2人も出ているのです。割合にして5％です。人数が少ないので参考程度にしかなりませんが、それでもブースター接種に関しては「?」が付くデータではあります。

また全国で発表されるオミクロン株での死亡者でも、ワクチン3回接種済みということをちらほら耳にします。オミクロン株に対してはワクチンは重症化を防げていないのではないか、と思った人も少なくないはずです。浜松市のデータはそういうことを裏付けるものではあります。

製薬会社が発表しているような、ブースター接種によって「重症化を防ぐ効果が何十倍

浜松市の２０２２年１月のデータ
（２０２２年１月１日から２月３日まで）

	中　等　症	重　　症
未接種	9人	1人（80代）
1回接種	25人	1人（30代）
2回接種	2人	0人

中等症以上になる割合

未接種	26.3%
1回接種	68.4%
2回接種	5.4%

中等症以上のうち60歳以上の人

未接種	3人	12%
1回接種	20人	80%
2回接種	2人	8%

もあがる」というのは、かなり怪しいと言わざるを得ません。

次に中等症以上の人で60歳以上の人たちの内訳を見てみましょう。60歳以上で中等症以上の症状がある人は、死亡の可能性が一番高い層でもあります。

この層では、未接種の割合はわずか12％です。88％の人が2回以上の接種をしているのです。しかも、先ほど説明した3回接種をして中等症以上になった2名というのは、どちらも60歳以上の高齢者なのです。

この浜松市のデータを見る限り、ワクチンは感染予防効果、重症化や死亡を防ぐ効果はほとんどないと言えます。重い副反応、接種後死亡数の多さ、身体への将来の影響などを考慮すれば、メリットよりもデメリットのほうがはるかに大きいといえるでしょう。

また浜松市のこれらのデータを見ると、オミクロン株の場合、ワクチン接種者も未接種者も、中等症以上になる確率は非常に低いということがいえます。

浜松市の人口は約80万人です。そのうち、オミクロン株の最盛期と思われる２０２２年１月の感染者が６２１９人（ワクチン接種対象外も含む）なのです。人口の１％にも満たないのです。毎冬、人口の1割程度が感染するインフルエンザと比較しても、かなり低いといえます。

そして6000人以上感染して、重症者は2名です。感染者のうちのわずか0・3%なのです。人口比から見れば、0・0025%です。

しかも、この重症者も、新型コロナで重症化したのか、もともとあった疾患がコロナに感染して悪化し、重症化したのかはわかりません。

「オミクロン株が重症化しにくいのはワクチンのおかげ」

というワクチン推進論者も多いですが、それはまったく当てはまらないのです。

総じて言えることは、ワクチンを打っても打たなくても、重症化する割合は非常に低いということです。

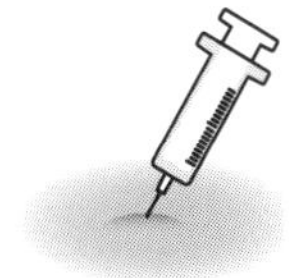

政府や自治体は情報を隠蔽する

それにしても、国や都道府県、大手メディアは、なぜ感染者、重症者、死亡者などのワクチン接種割合を調査し、発表しないのでしょうか?

この浜松市のデータは、実はネットなどでは話題となりました。ワクチンに懐疑的な地方議員の中には、このデータを引用する人も現れてきました。

が、浜松市は何を思ったのか、このデータが有名になると、公表するのをやめてしまったのです。国から圧力があったのか、自発的に非公表にしたのかはわかりません。いずれにしても、これほど重要な情報の公表をやめるということは、明らかに情報隠蔽といえるでしょう。

公的機関が公開しているワクチン関連情報では、浜松市に限らず、「ワクチン推進に都合の悪いデータ」が削除されたり非公表になったりするケースは多々あります。

しかし、データをちゃんと公表するということは、今回のワクチンを推進するにあたって、もっとも重要なことなのではないでしょうか?

政治家の方、厚生労働省の方、地方自治体の方、メディアの方、そうではありませんか?

きちんと追跡調査をするとワクチンの効果がないことが丸わかりになってしまうからしないのではないかとさえ疑ってしまいます。実際に、浜松市や東京都のデータから見れば、ワクチンの効果は言われているものとは全然違います。

もし、データがわかっているのにワクチンを打たせたいために公表しなかったのであれば、もはや殺人や虐殺と同様の罪ではないでしょうか？

また、もしデータがまったくわかっていないのであれば、とんでもない無能集団だといえます。いずれにしろ、彼らは歴史的な大罪を犯しつつあるということです。一刻も早く、自分たちの罪を悔い改めていただきたいものです。

ワクチン接種国ばかりが感染爆発（なぜ世界はワクチンから離れたのか？）

コロナワクチンは、鳴り物入りで登場し、欧米を中心に急速な勢いで接種されていきました。ヨーロッパの国々では、ワクチンを打った人だけが買い物や飲食、レジャーなどの自由が与えられるというワクチンパスポートなどもつくられ、ワクチンをほとんど義務化する国も現れました。

が、２０２１年の秋くらいから、欧米のこのワクチン普及運動は急速にダウンしていきました。ワクチンパスポートやワクチン義務化なども、次々に撤廃されていきました。

なぜかというと、ワクチンの有効性について疑問を持つ人が増えたからです。ワクチンを打つことで感染者を抑え込んだ国は一つもなく、むしろワクチンを打てば打つほど感染爆発が起きるようになっていました。

それは２０２１年の後半には、明確にデータで表れるようになったのです。日経新聞のサイトに、世界各国のワクチンの接種率、感染率、死亡率などが掲載されています。

このサイトの２０２１年12月15日時点でのデータを見ると、ワクチン接種率は、だいたい40％が世界各国の平均値となっています。ワクチン接種率40％を超える地域、下回る地域の数は次のようになっています。

ワクチン接種率が40％以上の国や地域………101
ワクチン接種率が40％以下の国や地域………97

では、２０２１年12月現在の世界各国の感染者の割合はどうなっているでしょうか？

過去1週間平均で感染者が1万人に一人以上出ている国の数で、比較検討してみたいと思います。

一週間平均で日に1万人に一人というと、週に10万人近くの感染者が出ているわけですから、感染爆発の状態だと言えます。

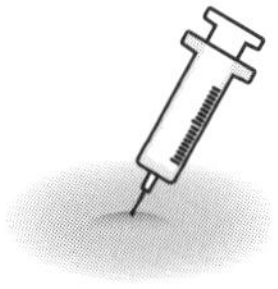

過去1週間平均で感染者が日に1万人に一人以上の国

ワクチン接種率が40％以上の国や地域………49
ワクチン接種率が40％以下の国や地域………17

つまり、ワクチン接種率が40％以上の国は、40％以下の国よりも、3倍以上も感染爆発しているのです。

過去1週間で感染者が1万人に一人以上の国には、アメリカ、イギリス、フランス、シンガポールなどワクチン先行国とされている国々は軒並み入っています。

また、過去1週間で感染者が1０００人に一人以上の国を見てみましょう。

1週間で1000人に一人ということは、日本で言えば週に12万人くらいが感染している状況であり、「感染大爆発」の状態だと言えます。

そういう状態になっている国は9カ国ありますが、これはすべてワクチン接種率が40％以上の国々です。

そしてこの9カ国は、デンマーク、ベルギー、オランダ、サンマリノ、スイス、リヒテンシュタイン、アンドラ、チェコ、スロバキアであり、ほとんどがヨーロッパの先進国です。特定のワクチン先行国に偏っているわけではありません。

しかし、このうち8カ国はワクチン接種率60％以上なのです。

つまり、感染爆発している国というのは、すべてワクチン接種率が高いということが言えるのです。

そしてワクチン接種先行国のほとんどの国で、ワクチン接種開始前よりも、開始後のほうが、新型コロナの死者も増えているのです。

またワクチン接種前は新型コロナ対策がうまくいっていたのに、ワクチン接種を始めた途端に感染爆発した国もあります。たとえば、台湾、タイ、ベトナム、ニュージーランドなどは、2020年の間は世界中で感染が広がっていく中でもうまく感染を制御していました。

台湾やニュージーランドなどでは「ゼロコロナ政策」がうまくいっており、コロナ対策の手本とも目されていました。

しかし、ワクチン接種を始めた2021年の中盤以降、爆発的に感染が増えました。

誰もが確認できる、各国が公式に発表しているデータだけを見ても、新型コロナワクチンに効果などは認められない、むしろ逆効果なのではないか、ということになっているのです。

しかも、ワクチン接種後に急死する人が激増している、非常に危険なワクチンなのです。

アメリカ、イスラエルなどのワクチン先行国が、接種率が6割を超えたあたりから頭打ちになってしまったのは、こういう情報を多くの人が知るようになったからなのです。

日本の場合は、大手メディアのほとんどが、ワクチンに関するネガティブな情報は一切流しません。

だから、日本人は今でもワクチンを打ち続けています。

前述しましたように、2023年3月現在で、人口当たりのワクチン接種率は世界一です。そして感染率も、コロナ死亡率も世界一です。こうなることは、去年の段階でわかっていたことなのです。

実際に欧米では、もう去年の段階でワクチンから離れはじめていたのです。

日本は欧米よりも、1年以上もコロナ対策において遅れているのです。

メディアをけん制し、まともな情報を流させないようにしてきた、河野太郎氏をはじめとする政府には、大きな責任があるのです。

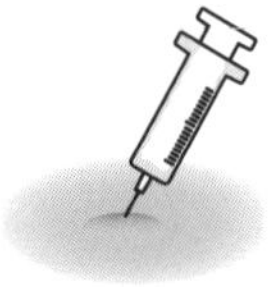

厚労省が認めた「ワクチン接種者のほうが感染しやすい」

２０２１年末から新型コロナウイルスは、オミクロン株に置き換わりました。オミクロン株は、たちまち世界中で激増しました。

これに備えると称し、日本政府は２０２２年の初頭からブースター接種の前倒しを開始しました。

が、これに疑問を持たれないでしょうか?

２０２２年初頭時点ですでに、オミクロン株の陽性者は、ワクチン接種済みの人が非常に多いことがわかっていました。オミクロン株にワクチンがどれほど有効なのか、まだよくわかっていないのです。にもかかわらず、ワクチンを打て、打てというのは、あまりにも乱暴ではないでしょうか？　いたずらに感染者を増やすだけではないでしょうか？

そして、すぐにそれが現実化してしまいます。オミクロン株においては、ワクチンを打った人のほうが、感染する割合が高くなったのです。

しかも厚生労働省は、それを隠すかのように、結果を捻《ね》じ曲げたデータを公表していました。厚生労働省の公表データでは、「ワクチンを打ったほうが感染しにくい」ということになっていました。

が、こんな明確なウソはすぐに見破られてしまいました。

そして、２０２２年４月に厚生労働省からワクチンに関する恐ろしい修正データが公表されました。

そのデータによると、

「ワクチン未接種者よりもワクチン２回接種者のほうが、コロナに感染する割合が高い」

という衝撃的なものでした。

厚生労働省はサイトにおいて、新型コロナ陽性者がワクチンを接種しているかどうか、何回接種しているかのデータをグラフにして公表しています。

このデータでは長い間、

「ワクチン接種したほうが圧倒的に新型コロナに感染しにくい」

という数値が報じられていたのです。

河野太郎氏も、このデータを元にして、

「ワクチンを打ったほうが感染しにくいから、ワクチンを打て」

と国民にしつこく喧伝していました。

が、この厚生労働省のデータは、

「ワクチンを接種したかどうかわからない人」

「ワクチンを接種した日がわからない人」

もワクチン未接種者の数に入れる、というメチャクチャなことをしていました。こういうことをすれば、未接種の感染者の人数が増えるのは当たり前です。

このことを名古屋大学名誉教授の小島勢二氏が、国会議員を通して厚生労働省に追及しました。

すると厚生労働省が、データを修正したのです。

その修正したデータでは、大半の世代においてワクチン未接種者よりもワクチン2回接種者のほうが感染率は高いということになっているのです。

つまりは、「ワクチンを接種しないほうが感染しにくい」ということです。

ワクチン3回接種者は未接種者よりも感染率が低いのですが、それも目を見張るほど低いわけでありません。

このデータから読み取れることは、ワクチン3回接種者も、そのうち感染率が上がってきて未接種者よりも高くなるだろう、ということです。

河野太郎氏の喧伝などを聞いて、

「やっぱワクチンは接種したほうがいいんだろう」

ということでワクチン接種をした人は何百万、何千万もいるはずです。

しかし、河野太郎氏のワクチン効果の根拠となっていたデータが、実はデタラメだったのです。

このワクチンは接種後の死亡も多数報告されており、国民にとっては命に関わる問題です。その重要な部分のデータが間違っていたのです。

本当なら大手新聞の一面に載ってもいいはずです。が、大手メディアは当初ほとんど報じませんでした。

しかしネットでは騒然となり、ツイッターでは「ワクチンデータ改ざん」というワードがトレンド入りするなどしたので、大手メディアもぼちぼち報じるようになりました。日経ビジネス電子版などでも、「ワクチン2回の陽性率、半数世代で未接種上回る」というタイトルで報じられました。


では、河野太郎氏はこのワクチンデータ改ざんが発覚した後、どういう行動をとったのでしょうか？

「ワクチンデータの誤りは、大したことではない」

とし、相変わらずワクチンを推奨し続けたのです。

2022年4月22日の河野太郎氏のツイッターでは、次のように述べています。

「10万人あたりの新規陽性者数です（陽性者数のデータを示して）。反ワクチンデマに惑わされず、3回目まではしっかり接種しましょう」

ワクチンデータが改ざんされていたことなどは一切触れず、です。これを見ると、もう河野太郎氏は救いようがありません。

心筋炎のデータでも重大な誤りが

厚生労働省がワクチンに関する重大な誤りを犯していたのは、これだけではありません。

国会でも取り上げられましたが、心筋炎のデータでも重大な誤りがありました。

ファイザー、モデルナのワクチンは、若い男性が心筋炎になる副反応が報告されています。が、厚生労働省はサイトに、

「ファイザー、モデルナの接種後に心筋炎になる確率よりも、ワクチンを打たないで心筋炎になる確率のほうが高い」

というデータを載せ、ワクチンを推奨してきました。

厚生労働省のデータでは、「ワクチン接種者全体とワクチン未接種の人の心筋炎の割合」ではなく、「ワクチン接種者全体とワクチン未接種の中で〝新型コロナに感染した人〟が

心筋炎になる割合」を比較していました。

新型コロナの症状として心筋炎があるので、新型コロナに感染した人は心筋炎になりやすいのは当然です。

ワクチン接種者全体とワクチン未接種者全体の心筋炎になる割合と比較しなければ、

「ワクチン接種した場合の心筋炎」

のリスクは出せないはずです。

そして、ワクチン未接種者全体の心筋炎になる割合を出せば、ワクチン接種者よりも心筋炎になる確率がはるかに低いことが判明したのです。

つまりは、ワクチンを接種すれば接種しない場合に比べて、心筋炎になる確率が非常に高くなるということです。

このデータの誤りというのも、統計学的には基本中の基本の誤りであり、通常は起こりえないものです。ワクチンを打たせたいために故意にデータを捻じ曲げたと言われても、仕方のないものです。

かつて河野太郎氏はユーチューブで、心筋炎について次のように述べていました。

質問の中で心筋炎というのが話題になってますが、これ前から言われてる話ですけども、新型コロナウイルスに感染すると心筋炎がかなりの割合、それからけっこう重症の心筋炎になる方がいます。

ワクチンでも心筋炎になる人がいるんですけど、確率的にも小さいし軽症です。ほとんどの人は回復しています。

ですから、ワクチン打ったら心筋炎があって、また反ワクチンの人が騒いでいますけども、それ全然気にすることはありません。

リスクよりベネフィットのほうがはるかに大きいっていうのはその通りですから。とくにワクチンについて何かが変わるということはありません。

河野太郎YouTubeより

が、この発言も、厚生労働省の「捏造データ」をもとにしたものなのです。つまりは、まったく科学的根拠のないまま、河野太郎氏は「ワクチンを打って心筋炎にかかるリスクなどない」と国民に喧伝していたのです。

この厚生労働省の「データ捏造」が発覚した後、河野太郎氏はどうしたかというと、何もしなかったのです。訂正も謝罪もしていないのです。だから河野太郎氏の言葉を聞いた人は、今でも「ワクチンを打ったほうが心筋炎になる確率は下がる」と思い込んでいるはずです。

心筋炎というのは、命に関わることも多い重大な病気です。その心筋炎になる確率が、ワクチンを打つことによって跳ね上がるのです。そして河野太郎氏や厚生労働省は、事実とは逆のことを国民に喧伝していたのです。

このような明確な誤り、しかも命にかかわる誤りについて、訂正も謝罪もしないということは、完全に政治家失格です。というより政治家失格どころか、それ以前の話です。

そして不気味なことに、コロナワクチン開始後から心疾患関連の死亡が激増しているのです。もちろん、その原因の調査も行われていません。

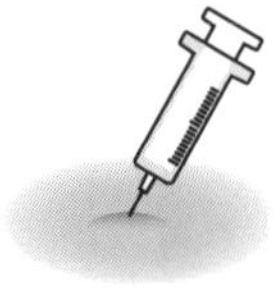

「ワクチンは重症化を防ぐ」も信憑性がない

　このようにワクチンは、感染予防においてほとんど無力というか有害でさえあるのですが、ワクチン推進者はまだ、

「ワクチンは重症化を防ぐ効果がある」

と喧伝しています。

が、前述したように、筆者が東京都や浜松市のデータを分析したところ、重症化を防ぐ効果もほとんどありません。

　これまでの厚生労働省のデータのいい加減さ、ワクチンを打たせたいがためのデータの捻じ曲げを考慮すれば、

「ワクチンが重症化を防ぐ」

ということは、現在のところまったく信用できないと言えるでしょう。

　またこのワクチンは強い副反応があり、副反応の被害については、まだまともな調査すら行われていません。

　こんな危険なワクチンは、まずいったん止めて、これまでのデータを洗いざらい検証するということが、絶対に必要なことだと思われます。にもかかわらず、国はまだ大々的にワクチンを推進しています。

河野太郎氏にいたっては、厚生労働省の捏造発覚後も動画で、「厚生労働省の感染者データの誤りは、大したことではない」などと言い放ち、相変わらずワクチンを激奨しております。

また河野氏は、ワクチンに対して少しでも疑問を持つ人に対して「反ワクチン」「陰謀論者」などと攻撃してきました。

心筋炎のデータの不適切表示についても、もし見抜けなかったのであれば、「致命的な能力不足」であり、知っていたのであれば「故意の隠ぺい工作」ということになるでしょう。

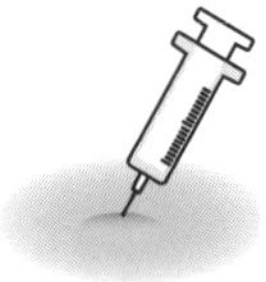

「ワクチンを打ったほうが死にやすい」という大阪府のデータ

２０２２年９月に新型コロナワクチンに関して、非常に重要なデータが大阪府から公表されたのですが、これも大手メディアではまったく報じられません。

大阪府の新型コロナ対策本部が、第７波での新型コロナ死亡者のワクチン接種歴を公表したのです。

新型コロナの死亡者数　717人（接種歴不明者を除く）

未接種	144人	20.0%
1回接種	11人	1.5%
2回接種	109人	15.2%
3回接種	368人	51.3%
4回接種	85人	11.9%

大阪府新型コロナ対策本部会議資料より

その内容は、以下の通りになっています。

このデータを見ると、新型コロナで死亡した人の６割以上が、ワクチンを３回以上接種をしていることがわかります。

つまり、ワクチン接種が重症化予防などにはまったくなっていないのです。

当時の大阪府のワクチン３回以上の接種率は、58・５％です。

そして、大阪府の新型コロナ死者のうち、３回以上接種者の割合は63・２％です。

つまり、３回以上接種した人のほうが、「死にやすい」という明確なデータが出ているのです。

昨今、新型コロナワクチンは、予防効果はないけれど、重症化予防効果があるということが言われています。

しかし、このデータを見れば重症化予防効果も、まったくないことがわかるはずです。ワクチンを打ったほうが新型コロナにかかって死ぬ確率が高いのです。

このデータは、筆者が秘密のルートで極秘に入手したわけではありません。

2022年9月14日に行われた大阪府新型コロナ対策本部会議の資料であり、大阪府のホームページで公表されていたものです。だれでも入手できたものです。

大阪府の吉村知事は、現在もワクチン接種を強力に推進しており、それを阻害するような情報は出したくないはずです。いわば、大阪府は強力なワクチンの推進派なわけです。

その大阪府が公表しているこのデータは、信憑性が高かったと言えます。

前述しましたが、厚生労働省は新型コロナ死者のワクチン接種歴などは公表しておらず、また自治体でもこういうデータ公表をしているところはほとんどありません。

ほかには浜松市が行っていたくらいです。

このコロナワクチンは、接種開始された当初は、非常に高い予防効果があるとされていました。国民の7割程度が2回接種を行えば、日常生活に戻れると喧伝されました。

「大事な人を守るためにワクチンを打ちましょう」

という政府のCMが、つい最近まで流されていました。

が、ワクチン接種が開始されてから、ワクチンを接種しても多くの人が新型コロナに感染することがわかってきました。

前に触れましたように厚生労働省のデータでさえ、ワクチン接種者と未接種者は人口当たりの感染率がほとんど変わらない、年代によってはむしろワクチン接種者のほうが高いとなっています。

すると、政府やワクチン推進する医療関係者たちは、「ワクチンは感染予防ではなく重症化予防」と言い換えるようになりました。

しかし、このように、大阪府のデータでは、明確に「重症化予防もない」ということが出ているのです。

また当初は2回接種だけで十分だったと言われていたのに3回目のブースター接種が必要ということになり、今では4回目が始まり、5回目も始まっています。

しかも、しかも、このワクチンには強い副反応があり、医療機関から報告されたものだけで2000件の死亡例もあるのです。それに加えて数万人が重篤な症状で苦しんでいるのです。

このワクチンは本来何十年もかけて行われるプロセスをすっ飛ばして、わずか数カ月でつくられた突貫工事ワクチンなのです。今後、どのような副反応が生じるのか、誰にもわからないという非常に恐ろしいリスクを負ったワクチンなのです。

これらのことをすべて考慮すれば、このワクチンはデメリットがメリットを大きく上回るはずです。というより、このワクチンは「百害あって一利なし」というような代物なのです。

日本以外の国は、もうこのことにかなり前から気づいていて、ワクチンから離れようとしています。ワクチンを開発した国で

ワクチン開発年数	
水ぼうそう	約28年
BCG（結核）	約13年
はしか	約9年
新型インフルエンザ	5～6年
おたふく風邪	約4年
新型コロナ	約1年

あるアメリカは、３回目の接種をしたのは国民の40％もいないのです。

にもかかわらず、日本は相変わらず「ワクチン信仰」がはびこっています。

２０２３年2月現在、日本のワクチン接種率は、アメリカ、イギリス、イスラエルなどを抜いて、世界トップクラスです。そしてワクチン接種率が上がるのに比例して、感染者、死者が激増し、世界最悪の感染大国になってしまいました。

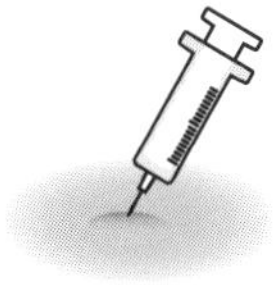

今も続くデータの隠蔽と捏造

そして非常に腹立たしいことに、現在、大阪府はこのワクチン接種歴別コロナ死亡者のデータの公表をやめてしまっています。ワクチン接種歴別のデータというのは、私の知る限り、浜松市と大阪府しか公表していなかったのですが、両者ともに公表をやめてしまったのです。

これはもう、明らかに「確信犯」としか言えません。

「ワクチンに都合の悪いデータは公表しない」

という明確な意志を持っているとしか思えません。

ワクチン接種歴別のデータというのは、国民が非常に欲しているものです。本当にワクチンは有効なのか、ワクチンは安全なのかと多くの国民が疑問を持ち始めているところなので、何よりも重要な情報なはずです。その情報を遮断するというのは、民主主義の放棄です。

この件について、とくと吉村知事の見解を伺いたいものです。彼もまた河野太郎氏と同様に、重大な過ちを犯した人物といえます。


しかも、政府や各自治体、御用学者の研究機関は、今まで以上に巧妙な方法でデータを捏造するようになりました。

昨今も、ワクチン接種者のほうが新型コロナに感染したり、死亡したりするリスクが減るというデータが時々発表されます。が、その記事をよくよく見ると、厳密なワクチン接種者と未接種者の比較をしているのではないのです。

「ワクチン3回接種者とそれ以外の比較」

「ワクチン2回接種者とそれ以外の比較」

など、ワクチンに都合のいいように統計方法を捻じ曲げて報告されているのです。

国民が本当に知りたいのは、ワクチン接種者と未接種者の感染率や死亡率です。さらに言うならば、ワクチン１回接種、２回接種、３回接種、未接種者別の感染率、死亡率です。そのデータがないと、ワクチンを接種すること、しないことのベネフィットとリスクは知りえないはずです。

いつまで、こういうデータのごまかしを続けるつもりなのでしょうか？

こういうごまかしが、いつまでもバレないとでも思っているのでしょうか？

第5章

〝謎の突然死20万人〟の衝撃

戦後最悪の超過死亡はなぜ起きた？

新型コロナワクチンというのは、その開発過程から見ても決して完全に安全が保証されたものではないし、かなりのリスクを負わなければなりません。

普通ワクチンというのは、何年、何十年もかけてつくられるものであり、わずか数カ月でつくられた今回のコロナ・ワクチンは、当初から様々な危険性が指摘されていました。

しかもそのリスクは、実は想定されているものよりもはるかに大きいかもしれないのです。というのも、日本をはじめワクチン接種先行国ではワクチン接種後に異常な超過死亡が出ていることが報告されているのです。

超過死亡というのは、毎年予想される死亡者数を超えている死亡数値のことであり、ざっくり言えば「例年と比べてどれだけ死亡者が多いかを示すデータ」ということです。超過死亡が多ければ、例年と比べて死亡者が多いということになるのです。

「ワクチン接種が始まってから異常な超過死亡が出ている」

というのは、かなり早い段階からデータとしてはわかっていました。

２０２１年の夏ごろから、人口動態にはすでに明確に異常があらわれており、ネットなどではかなり騒がれていました。

しかし、このこともなかなかメディアは報じませんでした。

ようやく２０２１年12月10日、『日経新聞』に超過死亡の記事が掲載されました。

その記事によると、「２０２１年９月までの日本の人口動態では、約６万人の超過死亡が出ている。これは東日本大震災の２０１１年を超える数値であり、戦後最大となっている」ということです。

つまり、日本は２０２１年９月の時点で、すでに例年よりも６万人も多くの人が死んでいたわけです。

当時、この期間の新型コロナでの死者は約１万２０００人でした。

すると、残りの４万８０００人はなぜ死亡したのだ？　ということになります。

超過死亡が増えているということは、２０２１年５月くらいからすでに言われていました。『朝日新聞』も「２０２１年７月までの超過死亡が記録的だ」ということを記事にしています。

東日本大震災というのは、戦後最大の自然災害です。この東日本大震災を超える、大災害が2021年の日本で何かありましたでしょうか？

前掲の日経新聞の記事によると、超過死亡6万人の死因の内訳で一番多いのが新型コロナで1万2000人。

次が「老衰」で約1万1000人。

その次が心疾患で約7000人となっています。

日本人の死因1位である癌《がん》は、あまり増えていません。

老衰というのは、特に重い病気だったわけではない高齢者が急に死亡したときに「死因」とされるものです。高齢者がよくわからない原因で、急に心臓が止まり死亡した場合も、「老衰」とされることが多いようです。

『日経新聞』の記事では、ワクチンの影響などとはまったく触れられることなく、「新型コロナによる医療逼迫が原因ではないか」と結論づけています。が、医療逼迫によって死者が増えたというのであれば、癌の死亡者が多くなるはずです。日本人の「死因」で一番多いのは癌ですし、癌は検査や治療が必要な病気ですから、医療が逼迫したときにもっとも影響を受けるのは、癌のはずです。

しかし、癌による死亡はあまり増えておらず、老衰、心疾患が急激に増えているのです。また老衰は医療の力で防げる死因ではありませんので、老衰が増えたのは医療逼迫が原因ということでは絶対ないはずです。

だから、『日経新聞』の言う「医療の逼迫が超過死亡の主要因」という説は、明らかにおかしいのです。

老衰も心疾患も「急死」するケースが多いのです。つまりは、2021年の日本人は「急死する人」が異常に増えていたと言えるのです。

コロナのワクチンは、心筋炎を引き起こす可能性も指摘されており、実際にスポーツ選手が心筋炎で死亡するケースなどが世界的に増えています。

FIFA（国際サッカー連盟）の公表データでは、2021年の現役のサッカー選手の死亡は、例年の5倍以上になっています。日本でも、中日ドラゴンズの木下雄介投手が、ワクチン接種後に心筋炎によって亡くなっています。現役のプロ野球選手が急死するなどということは、数年に一度しかないレアなケースです。

そういう事実を冷静に見れば、超過死亡にはワクチンの影響があるのではないか、ということは、ごくごく普通に考えつくはずです。

もちろん断定はできませんが、可能性は検討されなければならないはずです。にもかかわらず、『日経新聞』も『朝日新聞』も、ワクチンのワの字も出していないのです。ワクチンについては喧々《けんけん》諤々《がくがく》の議論さえ許されないのです。ワクチンについてはネガティブな情報は一切口にしてはならないのです。

異常な事態だと言えます。

また『日経新聞』の記事では、2021年9月までの時点で超過死亡が約6万人いるということになっていましたが、超過死亡はその後も続いており、2021年11月の1カ月だけで4300人の超過死亡が出ています。

2021年11月というと、新型コロナの死亡者はほとんどいませんでした。また例年よりインフルエンザが大流行しているというわけでもありません。にもかかわらず、例年より4000人も死亡者が多いのです。

死亡者4000人というと、阪神淡路大震災に匹敵する数値です。日本中が悲しみに暮れた大惨事と、同じくらいの「被害」が2021年11月に起こっているのです。

しかも、それは2021年の5月くらいからずっと毎月継続しているのです。つまり、

２０２１年の5月以降は阪神淡路大震災が毎月起こっているようなものです。

最終的に２０２１年の超過死亡は、7万人程度になりました。大震災や戦争などが起こったのと同様の被害が、２０２１年に起こっているのです。

恐ろしいことに、このような事態が起きているにもかかわらず、政治家も厚生労働省もメディアも、超過死亡のことなどはほとんど言いません。『日経新聞』と『朝日新聞』がちょっと触れただけです。

しかも、この超過死亡者の中には、若い人もかなり含まれると推測されます。他の先進諸国では、若い人の超過死亡が増えている国が多いからです。

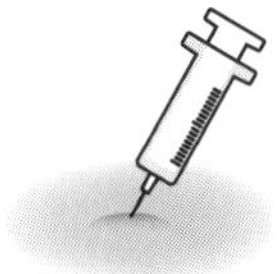

ワクチンの被害には絶対に触れない

前述しましたように、「２０２１年に戦後最多の6万人以上の超過死亡が生じている」ということについて、ネットでもかなり騒がれました。

さすがに行政側も無視できなくなってきたようで、２０２２年2月18日に行われた厚生科学審議会と薬事・食品衛生審議会の合同会議で取り上げられました。

その中で、国立感染症研究所感染症疫学センターの鈴木基《もとい》センター長は、「超過死亡とワクチン接種は関係ない」と結論づけました。理由は、

「大阪、兵庫ではワクチン接種よりも先に超過死亡が起きていたこと」

「日本以外の諸外国でも因果関係を裏づける科学的根拠がないこと」

ということでした。

が、これはまったく理由になっていません。

大阪と兵庫では、2021年初頭に医療崩壊が起きていたので、それが原因で生じた超過死亡もあるでしょう。しかし、だからといって、ワクチンの影響を完全に排除できる理由にはなるはずがないのです。

超過死亡が何か一つの原因で起こったとは限らないので、医療崩壊も一因であり、ワクチンも一因である可能性は絶対にあるはずです。それを徹底的に追及するのが、専門家の仕事のはずです。

それを調査もせずに、「大阪と神戸ではワクチン接種よりも先に超過死亡が起きていた」という弱い理由だけで、戦後最大の超過死亡を片付けようというのです。あまりにも乱暴

ですし、学者とは到底思えません。

超過原因の死因の内訳を少し掘り下げてみれば、鈴木基センター長の発言は、まったくの詭弁だということが容易にわかります。

前述しましたように、超過死亡の死因は、一番多いのが新型コロナで1万2000人。次が「老衰」で約1万1000人。その次が心疾患で約7000人となっています。

老衰は医療の力で防げる死因ではありませんので、老衰が増えたのは医療逼迫が原因ということでは絶対ないはずです。

また心疾患も、急に心臓に不具合が生じるものです。

このように超過死亡の死因をちょっと掘り下げるだけで、ワクチンとの因果関係が疑われることがたくさん出てくるのです。

こういうことを徹底的に調査するのが、専門家の仕事であり、ワクチンを推進してきた者の最低限度の義務のはずです。

また、もし医療崩壊が超過死亡の「全原因」だったとすれば、それはそれで、日本の医療行政の大失態のはずです。日本は、現在、「国民皆保険制度」をとっています。

国民皆保険制度というのは、国民に健康保険への加入を義務付け、必ず保険料を払わせる、その代わり国民は誰もが必要な医療を受けられる、という制度です。

そして、日本の社会保険料というのは、世界的に見ても非常に高いのです。

日本は欧米に比べてはるかに感染率、死亡率が低かったにもかかわらず、高い保険料だけを払わされて、国民が享受できるはずの「必要な医療」が受けられていないのです。

厚労省の幹部は引責辞任し、厚労省を解体して出直さなくてはならないくらいの大罪のはずです。とにかく彼らには、「国民の命を削っている」という自覚も責任感もまったくないのです。

いずれにしろ、超過死亡について徹底的な調査が必要だったはずです。

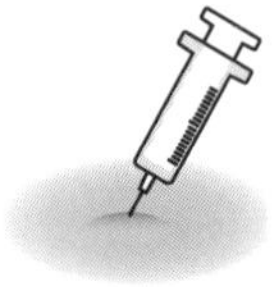

超過死亡の原因は運動不足!?

２０２１年に起きた戦後最大の超過死亡については、さすがに大手メディアもいつまでも無視することはできなかったようで、ちらほらと記事にされはじめました。

『日経新聞』も２０２２年２月25日に超過死亡の記事を掲載していました。

が、その記事は次のようなものでした。

「21年の死亡数４・９％増、戦後最大　東日本大震災時上回る」

２０２１年の国内の死亡数は前年より６万７７４５人（４・９％）増え、増加数は東日本大震災の１１年（約５万５千人）を上回って戦後最大となった。

新型コロナウイルスだけでなく、運動不足などによる心不全などコロナ禍の余波とみられる死亡数が増加した。

（『日経新聞』2022年2月25日配信記事より抜粋）

この記事によると、なんと、超過死亡の主たる原因が「運動不足」となっています。

コロナワクチンでは副反応として「心筋炎」が明確に報告されているのだから、心不全が増えているのであれば、まず真っ先にワクチンを疑うべきです。

それが、ごく普通の科学的考察のはずです。

にもかかわらず、『日経新聞』はワクチンのワの字も出さずに、言うに事欠いて「運動不足」

を原因にあげているのです。

つまり大手メディアは、ワクチンのネガティブ情報は絶対に出してはいけない、ということなのです。太平洋戦争中の新聞が「空襲はバケツリレーで消せる」と報じていたようなものです。

日本のコロナ対策やワクチン推進というのは、こういう無責任な連中によって進められているのです。自分の命は自分で守らないと、本当に誰も責任を取ってくれないのです。

そして、この時期についに5歳以上の子どもにまでワクチン接種が始まりました。

新型コロナの被害が大きく、子どもにも多数の死亡が出ている欧米でさえ、子どものワクチン接種には慎重な国が多いなかで、日本ではごく当たり前のように、ワクチン接種を開始しました。

日本は、本当に異常な国になってしまったのです。

東近江市の衝撃データ

しかも、です。

翌２０２２年は、戦後最大だった２０２１年の超過死亡を、すでに８月の時点で抜いてしまったのです。２０２２年は10万人以上の超過死亡が生じました。２０２１年と２０２２年の超過死亡を合わせると、約20万人になってしまいます。

中規模都市の一つ分の人口が、この２年で消滅したことになります。

20万人というと、６００人に一人くらいの割合です。

身近に急死された方はいませんか？

筆者の周りでは、直接の知人が急死したことはありませんが、知人の家族のレベルでは数名が急死しています。また２０２２年には、毎日のように有名人の訃報が報じられました。

肌感覚としても「最近、急死する人が多い」と感じている人は多いはずです。

そしてこの超過死亡は、ワクチンが重要な容疑者であるのは明白です。それなのに、国は調査をする気などまったくなく、相変わらずワクチン接種を推進しています。現在、これほどワクチンにこだわっている国は、もはや世界では日本くらいしかありません。

２０２２年の9月に、東近江市の市会議員である山本なおひこ氏が、ツイッターで非常に恐ろしいデータを公表されています。

その内容は以下の通りです。

東近江市の新型コロナ死亡者の累計……………………35人
東近江市でワクチン接種後60日以内に死亡した人………２５４人

つまりは新型コロナで死亡した人よりも、ワクチン接種後に急死した人のほうが7倍以上も多いということです。新型コロナでの死亡者は、直接の死亡原因は問わずに、死者のうちで陽性になった人すべての累計です。

またワクチン接種後60日以内に死亡した人は、ワクチンとの因果関係は調査されておらず、判明していません。

東近江市の人口からいえば、２カ月で２００人くらい死亡者が出るのはそれほど異常ではありません。しかし、このデータは「ワクチン接種後60日以内に死亡した人」の数だけなのです。「ワクチン接種60日以内ではない死亡者」の数は含まれていないのです。だから、かなりの異常値であることは間違いありません。

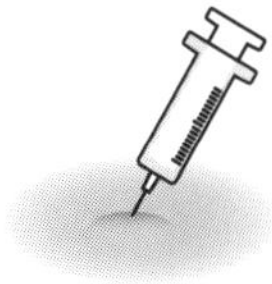

10代の子もワクチン接種後かなり死亡している

日本の大手メディアは、10代の子が新型コロナで死亡すれば大騒ぎしますが、ワクチン接種後に10代の子が何人も死んでいることはまったく報じません。10代の子がワクチン接種後に何人も亡くなっていることを、国民の多くは知らないと思います。

現在も日本は、新型コロナワクチンの接種を全国民に向けて精力的に進めています。が、このワクチンのネガティブな情報はテレビや新聞などの大手メディアでは、ほとんど報じられていません。これは異常な状況です。

だから、「ワクチンはすごい効果がある」「ワクチンは絶対安全」という国の喧伝を、そのまま鵜呑みにしている人がかなりいます。

特にワクチンの危険性については、まったくと言っていいほど報じられていません。２０２１年10月には、13歳の男の子がワクチンを打って4時間後に死亡しています。これは厚生労働省が発表しているデータによるものなので、サイトを見れば誰でも確認できます。

10代の子が新型コロナで死亡するケースは、ほとんどありません。しかし、ワクチン接種により、かなりの方が亡くなっています。これはデマでもなんでもなく、厚生労働省の資料でわかることです。

筆者が非常に恐ろしく感じることは、これらのことをメディアがまったく報じていないということです。10代の子が一人でも変な死に方をすれば、事故であれ、事件であれ、大々的に報じられるものです。

一人でも10代の子が変死すれば、メディアは何日にもわたって報道しますし、ワイドショーなどでも大きく取り上げられます。

しかし、ワクチンに関してはまったく報じられないのです。こういう情報こそ、きちんと国民に知らされるべきはずです。

２０２２年１月の時点で、10代のワクチン接種後の死亡事例が5件も報告されています。この時点で10代では新型コロナ感染による死者は４人しか出ておらず、そのうち一人は交通事故による死亡です。また、このうち少なくとも１名はワクチンを１回以上接種していました。

そして当時10代の４００人近くが、ワクチン接種後に重篤な状態になっています。つまり10代は、４００人近くの人が死亡したり、命に関わる状態に陥って苦しんでいたりするということです。彼らにとっては新型コロナで死亡するよりも、ワクチンで死亡したり、重篤化したりする危険のほうがはるかに大きいということがわかります。

これらの情報は、非常に大事なもののはずです。

子どもにワクチンを打たせるべきか迷っている親にとっては、欠くべからざる情報です。特にワクチン接種後の死亡などということは、国民の多くが関心を持っていることですし、欲している情報です。

にもかかわらず、大手メディアはほとんど触れていないのです。だから国民の大半は、ワクチン接種後に10代の子がかなり亡くなり、多くの子が重篤な症状に苦しんでいることを知らないのです。

政府は、オミクロン以降、新型コロナによる10代の死亡も増えており、さもワクチンを打ったほうが、メリットがあるというような喧伝を現在も行っています。が、新型コロナによる10代の死亡者の中には、ワクチンを接種した子も含まれており、接種者と未接種者のリスクを真に比較できるデータは公表されていません。

つまり、国民は、10代の子どもにとってワクチンは安全なのかどうか、メリットがデメリットを上回るかどうかのデータを与えられていない状態なのです。

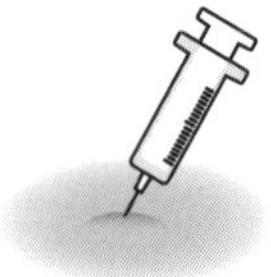

厚生労働省発表のワクチン有害事象さえ報道されない

大手メディアの「ワクチン被害隠し」は、本当に異常なものです。

厚生労働省が公式に発表している「接種後の有害事象」のデータさえ、大手のメディアが報じることはほとんどないのです。

有害事象というのは、ワクチンを接種後に死亡したり、何らかの有害な症状が現れたりすることです。国は、ワクチンとの因果関係が証明されていなくても、その疑いがあるものは報告しましょう」というのが有害事象です。

厚生労働省が発表している有害事象のデータは、医者が報告を集計したものであり、医者が厚生労働省に忖度してあまり報告しないので、実際よりもかなり被害が少なく出ていると見られています。

が、その過少の疑いのある厚生省発表データだけを見ても、けっこう恐ろしいことになっています。このデータを見れば、子どもにワクチンを打たせようなどという考えは、まず起こらないと思われます。

ですから、基本的なワクチンのデータをしっかり押さえてみたいと思います。

まず、ワクチン接種後の死亡事例について確認します。

厚生労働省の発表データでは、２０２２年11月時点で、ワクチン接種後の死亡事例は１９０８件となっています。重篤者は２万５８９２人です。重篤者というのは命にかかわるような危険な状態になった人のことです。

厚労省発表は「大幅な過少申告」の疑い

また日本の１９０８件の死亡事例というのは、実は「著しい過少報告」の疑いが濃厚なのです。

というのもＣＤＣ（アメリカ疾病予防管理センター）の発表データによると、アメリカのワクチン接種後の死亡事例は２万件を超えています。

日本の死亡事例は、アメリカの10分の１以下なのです。

アメリカの接種状況は、累計で約６億６０００万回です。一方、日本では、累計約３億７０００万回です。

この数値から換算すれば、日本のワクチン接種後死亡者数は、アメリカの半分以上ないとおかしいわけです。つまり、１万人以上が死亡しているはずなのです。

にもかかわらず、実際の日本の死亡事例と５倍もの差があるのはどうしてでしょう？

考えられることは、日本人の死亡事例の「報告が少ない」ということです。

アメリカの場合、新型コロナで80万人以上が死亡しています。だからワクチンで２万人が死亡していても、まだメリットがあるとして許容できる範囲なのでしょう。

日本の場合、新型コロナで死亡したのは約５万６０００人です。しかも、そのほとんどが平均寿命に近い高齢者です。これに対してワクチンで１万人が死亡したとなると、国民はとても許容できるものではありません。ワクチンは今後、数年後、数十年後にどういう影響が出るのかわかっておらず、そのリスクを含めれば、ワクチンのメリットなど吹っ飛んでしまいます。メリットどころか、害しかないということになります。

だから、極力、死亡事例を抑え込んでいるということが、もっとも妥当な推測になると思います。

医療の専門家の方々、政治家の方々に、ぜひ説明していただきたいものです。

なぜ日本のワクチン接種後の死亡事例は、アメリカよりもはるかに少ないのか？

２０２１年から生じている戦後最大の超過死亡も含めて、きちんと説明してほしいものです。というより、ワクチンを推奨してきた人たちには最低限度そういう義務があると思います。

しかもアメリカのＣＤＣ発表の死亡データも、かなり過少申告になっているのではないかと指摘するアメリカの医師、専門家も多数います。本当は、その数倍いるんじゃないか、ということです。

前述したように日本の人口動態を見ても、超過死亡が20万人以上出ているのです。

このワクチンは、開発期間が異常に短く、これまでのワクチンとは構造も違うことから、当初から様々な問題が指摘されていました。

「ワクチンを接種することでウイルスの変異を促《うなが》し、かえって感染が広がるのではないか」

「新型コロナ以外での病気や死亡が増えるのではないか」

そういう危惧を発信する研究者や医者はたくさんいました。が、当初は陰謀論などと片付けられていました。

しかし今の世界を見れば、その危惧が現実化しかけています。

そして、当初から指摘され続けてきたワクチンの大きな危惧として、

「将来、人体にどんな影響をもたらすかわからない」

ということがあります。

この危惧が最悪の形で現実化すると、どうなるでしょうか？

想像もできない恐ろしい話です。

少なくとも、今後子どもにワクチンを打たせるような愚だけは絶対に避けてください。子どもは、新型コロナで死ぬ可能性はほとんどないのです。

ワクチンを打って死ぬ可能性のほうが高いし、将来どんな影響を被《こうむ》るかわからないのです。

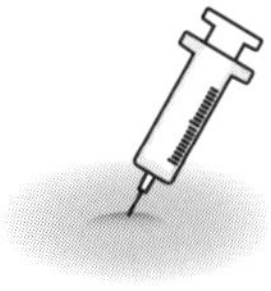

世界はワクチンから離れている

現在、世界は、ワクチンの有効性や安全性に疑問を持ち始め、かつてワクチンを強力に推進してきた国々においても、急速にワクチン離れが進んでいます。

たとえばイタリアでは、2022年10月に新首相に就任したジョルジャ・メローニ女史は、就任してわずか4日後にすべてのワクチン義務を廃止しました。イタリアは50歳以上の人にワクチンを義務付けるなど、ワクチン接種率が非常に高い国でした。ブースター接種率は、日本よりも高い75%となっていました。

が、2022年10月の時点で、イタリアの人口あたりの新型コロナ感染率は韓国に次いで世界で2番目に高かったのです。

もちろん、イタリア国民は、ワクチンに強い疑念を抱いており、新しく首相に就任したメローニ女史は国民の意を汲んで、ワクチン義務を廃止したのです。

本当に恐ろしいことなのですが、イタリアが50歳以上の国民にワクチンを義務化したとき、日本の大手メディアはこれを大きく報じました。

が、新首相がワクチン義務を廃止したとき、日本のメディアでこれを取り上げたところはまったくと言っていいほどありませんでした。偏向報道にもほどがあるということです。

またイギリスでは12歳未満のワクチン接種を中止しました。デンマークでは50歳以下のワクチン接種を中止しました。

２０２１年まで欧米ではワクチンの義務化さえ検討し、ワクチンパスポートなどワクチン接種を強力に進めていました。しかし２０２２年に入ってからは、ワクチンパスポートなどは相次いで廃止され、ワクチン接種自体も大幅に縮小されています。

にもかかわらず、日本では、昨今、さらにワクチン接種の推進を加速し、子どもたちへの接種も大々的に始めようとしているのです。

本当に、冷静な目で見ていただきたいです。

ＷＨＯのテドロス事務局長は、２０２２年9月に「新型コロナの収束が見えてきた」と発言しました。しかし日本では２０２２年後半、ワクチン接種率が世界一になったと同時に過去最悪の感染爆発となり、感染者数、死者数においても世界最悪の状況になりました。新型コロナはワクチンで収束したわけではありません。ワクチン接種を進めれば進めるほど感染が爆発し、被害が拡大しているのです。

ワクチン接種が進んでいない国や地域では、とっくに新型コロナは終わっています。「そういう国は、統計が不正確だから新型コロナの被害がわかっていないのだ」という人もいますが、もしこれらの国々で日本以上の被害が出ているのであれば、さすがにＷＨＯも気づくはずです。

でもＷＨＯが「収束は見えてきた」と言っているということは、そういう被害はないということなのです。

つまり、本当に「ワクチンを打った国ばかりが、被害が拡大している」のです。

しかし、メディアは「ワクチン接種割合が高い国ほどコロナの被害が大きくなっている」という現実を報道しません。

ワクチンが行きわたらなかった途上国では、新型コロナ禍などは完全に過去のものであり、風土病の一種になっているのです。

戦争でワクチンが行きわたらなかったウクライナでは、ワクチンを接種した人は国民の34％しかおらず、ブースター接種はほとんど行われていません。でも、世界中の報道機関がウクライナに入り報道を続けていますが、ウクライナで新型コロナが流行しているというような報道はまったくありません。

しかし、そういう世界の状況を、日本の大手メディアはまったく報じません。

そのために日本国民は相変わらずワクチンを信仰し、そのワクチン信仰がさらに被害を増やすという悪循環に陥っているのです。

この悪循環の源《みなもと》である「ワクチン信仰」を大々的に広めたのが、河野太郎氏なのです。河野太郎氏をはじめとする日本政府のメディアへの圧力が、日本人に甚大な被害をもたらしたのです。

いつになったらこの事実に、日本人は気づくのでしょうか？

今、日本人は、人為的につくられた地獄の檻《おり》の中に閉じ込められているようなものなのです。

2021年秋からワクチンを見限ったアメリカ国民

またアメリカでは、オミクロン向けのワクチンが承認されたり、幼児への接種が承認されたりしたというようなことを、日本のメディアは大々的に報じています。

しかし実はアメリカでは、２０２１年の秋くらいから、接種率がほとんど伸びていません。つまり国民はすでにワクチンを打っていないのです。このことについても、日本の大手メディアは、まったく報じません。

アメリカは、世界にワクチンを売らなければならないので、安全性の保障として一応承認はするけれど、国民自体はワクチンのことを２０２１年の段階で見限っており、ワクチン接種はまったく進んでいないのです。

だから、ブースター接種率は日本の約半分の30％台なのです。

『日経新聞』のサイト12月28日更新のデータによると、２０２２年10月時点でのアメリカでの接種状況は次のようになっています。

1回接種した人　79・05％
2回接種した人　67・2％
3回接種した人　33・4％

これを見ると、アメリカでは接種回数が増えるごとに接種する人が大幅に減っていることがわかります。

3回接種した人の割合は、日本の約半分以下しかいないのです。そして、アメリカ人のワクチン接種率の数字は長期間、ほぼ動いていません。

アメリカでは、日本よりもはるかに新型コロナで犠牲者が出ています。

そして新型コロナのワクチンは主にアメリカの企業、ファイザーが開発したものです。

だから、もしワクチンが効くのであれば、アメリカ人が率先して打っているはずです。

「アメリカ人の3割しかブースター接種をしていない」

それが、このワクチンの答えなのだと筆者は思います。

かつてアメリカは世界最大の新型コロナ感染国であり、感染者も死亡者も断トツで世界一でした。しかし現在、アメリカは、感染率も死亡者を大幅に減り、「新型コロナはすでに終息した」と言われています。

メジャーリーグの中継などを見ても、マスクをしている人などほとんどいません。

もう普通の生活に戻っているのです。

「アメリカは感染者数のカウントをやめただけで、感染者はまだいる」

などと言う専門家もいますが、感染者も死者もいることはいるかもしれないものの、大きく減ってきていることは間違いありません。

アメリカは、一時、冷凍コンテナに死体を保管しなければならないほど死者が激増していましたし、病院は重篤なコロナ患者で溢れかえっていました。

もし現在、アメリカがそういう状況にあるのなら、のんきにノーマスクで大リーグに大観衆がつめかけたりしないはずです。

アメリカで感染者や死者が減ったのはワクチンのおかげでしょうか？

いいえ、違います。

ワクチン接種率のデータを見れば、わかるはずです。

アメリカで感染者や死者が激減しているのは、明らかに新型コロナ自体が弱毒化しているからなのです。

そして、それは世界各国に言えることなのです。

ワクチンをほとんど打っていない国でも、もはや新型コロナはまったく問題になっていません。むしろ、ワクチン接種率が高い国ほど、まだだらだらとコロナの被害が続いているのです。

しかし、しかし、日本ではまだワクチンを推進させています。

結果が出ているのならまだしも、ワクチン接種を爆進させてから日本は世界一の感染大国になったのです。そして乳幼児にさえワクチンを打たせようとしています。

日本は狂っているとしか思えません。

そして日本を狂わせた犯人の一人が、間違いなく河野太郎氏なのです。

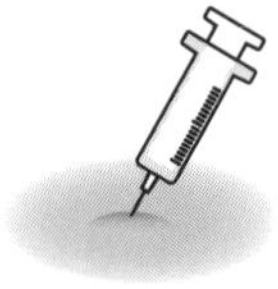

制御不能となったワクチン教の国民

実は日本政府の中にもかなり前から、ワクチンから離脱しようという動きはありました。

２０２２年4月には、自民党の作業チームが、「ワクチンの4回目は高齢者や基礎疾患のある人を対象にするべきじゃないか」という提言をしています。そして、ワクチンの効果などをゼロベースで見直すべきという意見も出るようになりました。

また、今までメディアなどでさんざんワクチンを推奨してきた感染症専門委の忽那賢志医師なども、「イスラエルのデータなどから見て4回目の接種はあまり効果がない」と発言しています。

この時期になると、さすがに政治家やワクチン推進者たちも、世界がワクチンから離れようとしていることに気づくようになったのです。

しかし、この動きに待ったをかけたのは、国民のほうでした。

これまでのメディア戦略などで、すっかりワクチン教の信者になってしまった国民たちが、「4回目のワクチン接種を早く始めてくれ」という要望を出すようになったのです。

そして、これまで政府も「ワクチン接種を進めれば支持率が上がる」という傾向があったので、落ち目になりはじめていた岸田内閣は、ワクチン推進継続に舵を切ったのです。

河野太郎氏の「ワクチン教の布教活動」が、国民を洗脳状態にし、ワクチン推進を逆に国民が求めるようになってしまったのです。

マウスのみの治験で承認されたオミクロン対応ワクチン

２０２３年２月現在、日本政府は国民に対して、いまだにオミクロン株対応ワクチンの接種を強力に推進しています。

このオミクロン対応ワクチンは、オミクロン株が流行し始めてからつくられたものであり、マウスのみの治験で承認された異常なワクチンです。人への治験は行われないまま、一般の接種が始まったのです。

通常のインフルエンザワクチンは、変異種に対しては治験を行いません。しかし、新型コロナは未知のウイルスであり、ワクチンもこれまでにない新しいものです。当然きちんとした治験があって、しかるべきです。それなのに、オミクロン対応ワクチンはマウスのみの治験で接種されることになりました。

もちろん、そんな気持ちの悪いワクチンは、世界中で誰も打ちたがりません。

日本では、この不気味なオミクロン対応ワクチンを世界で一番打っています。ＮＨＫの公表データによると、２０２２年12月26日の段階で４２５０万人、実に33・８％もの人が打っているのです。

新型コロナの被害が世界でもっとも大きいアメリカでさえ、オミクロン対応ワクチンを打ったのは10％台に過ぎず、日本の半分以下です。

日本だけが、異常にワクチンを信仰し、執拗にワクチン接種を続けているのです。それでも日本政府は、「オミクロン対応ワクチンの接種率が低い」「このままでは感染爆発が心配」などと発信し続けています。

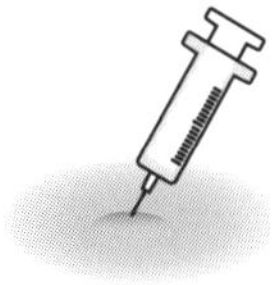

入国時にワクチン3回接種を義務付けているのは日本だけ

現在、ヨーロッパ、アジアなどのほとんどの国で、入国時のワクチン接種義務は撤廃されています。韓国、台湾、オーストラリアなど、ワクチン接種を強力に推し進めてきた国においても、もはや入国条件にワクチン接種はないのです。

つまり、世界中のほとんどの国が事実上、「ワクチンの効果を認めていない」のです。世界の中で、入国の条件にワクチン接種を義務付けているのは、もはや日本とアメリカくらいしかないのです。

アメリカはワクチンを売らなくてはならないので、ワクチンの効果を認めないわけにはいきません。だからビジネスのために、ワクチン接種を義務付けていると言えます。しかしこのアメリカも、ワクチン接種を入国条件としているのは、アメリカ国民以外だけです。アメリカ国民が外国から帰国する際には、ワクチン接種証明は必要ないのです。

つまり、アメリカは自国民には「入国する際にもうワクチンは打つ必要ないよ」と言っており、他国民にだけは「入国する際はワクチンを打ってください」と言っているわけです。アメリカ国民はもう騙されないのでワクチンを打たせることを諦め、他国民にはワクチンを打たせてまだまだ儲けようというわけです。

しかも、アメリカ国民以外の人たちにも、「ワクチンは2回で良い」ということになっています。アメリカにはワクチン2回接種で入国できるのです。

しかし日本は世界で唯一、入国時にワクチン3回接種か、新型コロナの陰性証明を義務付けています。アメリカへの入国は2回接種でいいことを考えれば、日本は世界でもっともワクチンが好きな国と言えます。しかも、日本では外国人だけではなく、日本人が外国から入国する際にも、まったく同じ条件が課されています。どれだけワクチンを打たせたいのだ、という話なのです。

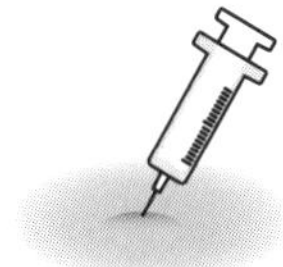

２０２２年にはさらに超過死亡記録を更新

２０２１年に、戦後最悪の超過死亡を記録したということを前述しましたが、２０２２年はさらに大変なことになっています。

２０２２年は、１月から11月までのデータで、戦後最悪だった２０２１年より10万人も死亡者が多くなっているのです。

２０２１年に戦後最悪の超過死亡という記録を出したばかりなのに、２０２２年はそれをさらに10万人も超えそうなのです。ざっくり計算して、２０２１年と２０２２年だけで、例年よりも20万人近く死亡者が増えているのです。日本は、現在、異常な死亡ラッシュとなっているのです。

このことについては、肌身に感じている人も多いのではないでしょうか？

芸能人やスポーツ選手、声優などに訃報が最近、異常に多いと思いませんか？

2022年の1月から11月までの新型コロナでの死者は、約3万人です。だから約7万人が、新型コロナ以外の原因で死亡しているのです。しかも新型コロナでの3万人の死亡というのは、交通事故で死亡しても新型コロナで陽性であれば、新型コロナ死に含められているので、かなり水増しされた数値だと言えます。だから8万人以上が、新型コロナとは違う原因で死亡しているのです。

2021年の超過死亡については、政府の御用学者たちは「新型コロナによる医療逼迫」や「自粛生活による運動不足」などを要因として挙げていました。

しかし2022年では、オミクロン株に置き換わったことにより、重症化率は低く、病院に逼迫も起きていません。また2022年は行動制限などもほとんどされていませんので、運動不足というのも当てはまりません。

では、何が原因なのでしょうか？

「2021年と2022年に超過死亡が激増している」

「2021年から始まったものは何か？」

それを考えれば当然、ワクチンが疑われるべきです。

しかも、２０２２年の月別の超過死亡を見てみると、2月と8月が突出しているのです。2月は１万９０００人、8月は１万８０００人です。これはいずれも東日本大震災の死者数を上回っています。つまり、２０２２年は、2月と8月に、東日本大震災を上回るような大規模な災害が起きたのと同様の現象が生じているのです。

2月と8月に何があったかというと、2月に3回目のワクチン接種が本格化し、8月には4回目のワクチン接種が本格化しているのです。

状況証拠を見るならば、ワクチンは真っ黒なのです。

しかし、御用学者やメディアは、超過死亡のことをとりあげることはあっても、ワクチンが原因だとは一切語りません。それどころか、「ワクチンのせいでは絶対ない」と断言する御用学者も多数います。

「超過死亡の原因はわからない」と平気で言う厚生労働省

立憲民主党の川田龍平氏が、令和4年10月27日、国会の厚生労働委員会でこの超過死亡について「超過死亡とワクチンの因果関係はわかっているのか？」と厚生労働省に質問しました。

この質問に対して、厚生労働省の回答は「現段階では、ワクチンとの因果関係があるかどうかはわかっていない」というものでした。

つまり、厚生労働省は、「ワクチンとの因果関係がない」という明確な根拠を持っていないのです。

にもかかわらず、超過死亡とワクチンの因果関係についての調査を行うこともまったくしていません。

超過死亡とワクチンの因果関係を調べるのは、実はそう難しいものではありません。

地域を指定して、ワクチン接種者の健康追跡調査をすればいいだけなのです。ワクチン接種者のその後の病歴や死亡率などを調査し、ワクチン接種以前の日本人の平均値と比較すれば、簡単に出てくるはずです。

なぜ、それをやらないのでしょうか？

ワクチンを激推進してきた専門家も、「超過死亡とワクチンの因果関係は絶対にない」

などと断言しながら、「調査をしろ」とは絶対に言わないのです。

たとえば、感染症の専門家で神戸大学教授を務める岩田健太郎氏も、その一人です。彼は「超過死亡とワクチン接種は全然関係ない」と言い放ち、「超過死亡の原因はワクチン」という論を「デタラメ」「陰謀論」と決めつけています。

しかし、だからといって、綿密な調査をしろとは言わないのです。もし彼が科学者であるならば、少ない材料であるあだこうだと判断するのではなく、綿密な調査をすべきと主張するはずです。が、彼は、少ない材料で自分は絶対正しいと主張しておきながら、科学的な調査を行うことは受け入れないのです。このことだけでも、ワクチン推進者がいかに、非科学的で、自分の保身しか考えていないことがわかるはずです。

このワクチンは、時間が経てば経つほど、当初言われていたような有効性がまったくなく、当初言われていなかった害がいろいろと明るみに出てきました。ワクチンを推進してきた専門家としては、自分の立場がどんどん悪くなってきています。

この状態の中で、ワクチン推進者の多くは、自分たちの非を認める方向ではなく、より過激なワクチン狂信に走っています。ワクチンを推進してきた専門家が、いかにニセモノだったのか、ということです。

話を元に戻しましょう。

現在の日本では、東日本大震災級の大災害が10回起こったくらい、死亡者が増えているのです。この要因について、国は綿密な調査を行うべきです。しかも、ワクチンとの関連性を徹底的に調べるべきです。

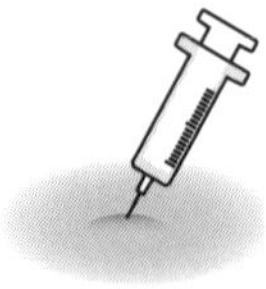

次々に明るみに出るワクチンの薬害

新型コロナワクチンは、時が経つほどに深刻な薬害が次々に明るみになってきました。心筋炎が通常の数百倍起きやすくなるなどのほかにも、生命にかかわる様々な副反応が判明してきたのです。

２０２２年１月の段階で、すでに欧州連合（ＥＵ）の医薬品規制当局は、新型コロナウイルスワクチンのブースター接種を頻繁に行うと免疫系に悪影響を及ぼす恐れがあると警告しています。

欧米各国の、ワクチンの３回目以降の接種率が極端に低下したのは、この警告も大きな影響があると言えます。

高知大医学部皮膚科学講座の佐野栄紀《しげとし》特任教授らの研究チームは、2022年9月、米ファイザー社製のmRNAワクチン接種後に発症した成人水痘の症例に関する論文を国際的な学会誌『Journal of Cutaneous Immunology and Allergy』に発表しました。

この論文によると、ワクチンの初回接種直後に発症した成人水痘は、2度目のワクチン接種に伴って症状は悪化し、皮膚からワクチン由来のスパイク蛋白が発見されたということです。

佐野特任教授はこの研究に伴い、「スパイク蛋白によって、全身の免疫を短期、あるいは長期にわたって抑制する可能性が疑われる。皮膚だけでなく他の重要な臓器に影響を及ぼす可能性があり、接種によって全身の免疫に影響が出ないか心配だ」と語っています。

この新型コロナワクチンは、当初、「ワクチンによってできるスパイク蛋白は2週間で消滅するから安全」と大々的に喧伝されていました。河野太郎氏もこのことを繰り返し、国民に説明しています。

が、ワクチンによってつくられたスパイク蛋白は、2週間で消滅することなく、体内に残留し、その結果、様々な健康被害をもたらす可能性があることが発見されたのです。

またアメリカを代表する新聞である『ウォール・ストリート・ジャーナル』は、2023年1月1日号で、オミクロンＸＢＢはワクチン接種を重ねた人のほうが感染しやすく、医療センター「クリーブランド・クリニック」の追跡調査ではワクチン3回接種者は未接種者の3・4倍も感染率が高いというデータを公表しています。

第6章

ワクチン被害者を冒涜しつづける

河野太郎氏の重大な責任

前にも触れましたが、新型コロナワクチンの推進というのは、河野太郎氏だけが行なったものではありません。ＷＨＯが推奨し、先進国を中心に世界中で繰り広げられたものです。また日本でも、政府、与党だけではなく、ほとんどすべての政党がワクチン推進を強力に支持してきました。

だから、新型コロナワクチン政策の失敗の責任を河野太郎氏に「すべて負わせる」のは無理があります。

が、新型コロナワクチン政策において、世界でもっとも失敗の度合いが大きいのは日本です。

２０２２年に入ると、もうどこの国でもワクチンの有効性、安全性に疑問が持たれるようになり、急速にワクチン離れが進みました。ブースター接種をこれほど大々的に打ち続けている国は、もはや世界で日本しかないのです。

この日本の「ワクチン絶対主義」の道筋をつけたのは、河野太郎氏なのです。もし最初のワクチン担当相が河野太郎氏でなければ、日本はここまでワクチン絶対主義に陥ってはいなかったものと思われます。河野太郎氏の責任は、決して小さくないのです。

ここで河野太郎氏のワクチンに関する悪質な所業をまとめてみます。以下の通りです。

●ワクチンのもっとも重要な情報を隠蔽する
●ワクチン情報に重大な誤りが発覚しても、謝罪も訂正もしない
●ワクチンに少しでも疑問を持てば「反ワクチン」という言葉で陰湿な攻撃をする
●ワクチン被害者の存在を認めないどころか冒涜さえする
●当然するべきワクチン接種の追跡調査をしていない
●メディアに圧力をかけ、ワクチンのネガティブ情報を一切流させない

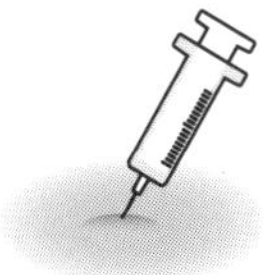

ワクチンのもっとも重要な情報を隠蔽する

河野太郎氏の悪質な所業の中で、もっとも大きなものは「ワクチンのもっとも重要な情

報を隠蔽してきたこと」だと言えます。

河野太郎氏は、製薬会社側に一番都合のいいデータだけを「正しい情報」であるかのように喧伝し続けました。しかも、「自分の発した情報以外はすべてフェイクニュースだ」というような発言を続けてきました。

そしてメディアにも圧力をかけ、ワクチンに関するネガティブな情報の一切を隠蔽してきたのです。

その結果、日本人の多くが「ワクチンこそがコロナを終息させる唯一の道」「ワクチンに文句を言う人は非科学的な人」というように思いこまされました。

何度か触れましたが、新型コロナワクチンに関しては、専門家の間でも意見が分かれており、危険性を指摘する声は当初からありました。しかし、河野太郎氏はそういう意見にはまったく耳を貸さず、「陰謀論」「非科学的」などと切り捨て、「ワクチンは絶対的正義」と述べる専門家ばかりの意見を用いました。

しかし、河野太郎氏ら「ワクチン絶対正義派」の言っていたこと——

「国民の7割がワクチン2回接種すればコロナは終息する」

「ワクチンの副反応など微々たるもの」

などは、すべて大外れでした。

一方、ワクチンに疑問を持っていた専門家の言っていたこと――

「ワクチンは変異株に対応できない」

「重大な薬害が生じるおそれがある」

「ワクチン以外の死亡者が激増する」

というようなことは、すべて現実になりました。

河野太郎氏の情報収集能力のなさと、都合の悪い情報は隠蔽するという保身第一主義が、日本人に甚大な被害をもたらしたと言えるのです。

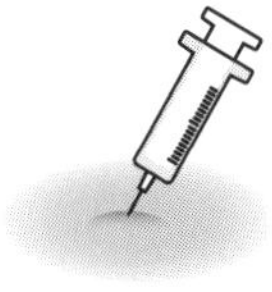

ワクチン情報に重大な誤りが発覚しても謝罪も訂正もしない

河野太郎氏は、これまでワクチンに関して様々な発信をしてきていますが、後に明確な誤りが判明したケースも多々あります。しかも、かなり重要な部分において明確な誤りが判明してきています。

河野太郎氏の発言の誤りで主なものに、次のようなものがあります。


「国民のほとんどがワクチンを2回接種すればコロナは終わる」

「ワクチンには感染を防ぐ効果もある」

「ワクチンを打ったほうが心筋炎にかかる確率が低くなる」

「ワクチンを打ったせいで死んだ人はいない」


これらはいずれも、まったく誤りだということが判明しています。

しかし、河野太郎氏はこれらのことについて、謝罪など一切しておらず、訂正の報告さえしていないのです。

河野太郎氏のこれらの発言を信じてワクチンを打った人は、非常に多いはずです。国民の多くは、「一国の大臣がこれほど自信をもって言うのだから」ということで、ワクチンの効果と安全性を信じたのです。

「ワクチンを打ったほうが心筋炎にかかる確率が低くなる」

などという発言は非常に悪質で、こういう具体的な病名を出されると、人は信じやすいものです。しかし前述したように、ワクチンを打った人と打っていない人とでは、ワクチンを打った人のほうがはるかに心筋炎になる確率が高いのです。

人の命がかかっている重大な情報に関して、その情報の責任者が誤りであったという報告をしないというのは、かなり悪質だと言えます。

当然するべきワクチン接種の追跡調査をしていない

これまで何度か触れてきましたように、日本は、ワクチン接種に関する包括的な追跡調査をほとんど行っていません。

ワクチン接種回数ごとの感染率、重症化率、死亡率、新型コロナ以外での死亡率等々は、絶対に行わなければならなかったはずです。しかし、浜松市や大阪府など一部の自治体が行っていただけであり、しかもそのデータも、ワクチンに都合の悪いものだとわかると、すぐに隠蔽されてしまいました。

ワクチン接種が始まってから、もう2年が経ちました。

もし、政府がまともな追跡調査をしていれば、相当なことがわかったはずです。日本は世界でもっともワクチン接種率が高いのに、感染率や死亡率も世界最悪になってしまったことなども、データを分析していればかなり早い段階でわかったはずです。このようなブザマなことにはならなかったはずです。

「ワクチンに関するしっかりとした追跡調査を行っていない」

ということに関して、初代のワクチン担当相だった河野太郎氏の責任は重いものがあります。

「ワクチンに関しては、製薬会社のデータを鵜呑みにし、日本での独自分析はしない」

という流れをつくったのは河野太郎氏だからです。

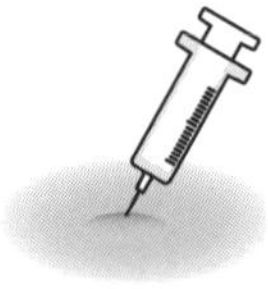

「反ワクチン」という言葉を広め、国民を分断

河野太郎氏の悪質な所業の中には、「反ワクチンという言葉を多用し国民を分断した」ということもあります。

河野太郎氏は、ツイッターやユーチューブなどで、「反ワクチン」という言葉を頻繁に使いました。反ワクチンという言葉を日本に広めたのは、河野太郎氏だと言っても過言ではないほどです。

反ワクチンというのは、「ワクチンに疑問を持つ人」すべてのことです。河野太郎氏は、今回のワクチンに少しでも疑問を呈する人や専門家のことに「反ワクチン」というレッテルを貼り、「非科学的」「陰謀論」などとして攻撃し続けました。

一国の大臣が、「ワクチンを絶対的なもの」「ワクチンを信じない者は陰謀論者」などと喧伝し続けたのですから、国内における影響力は計り知れません。

しかし、何度も触れましたように、今回のワクチンは異常な短期間でつくられた試験的なものです。どんな欠陥が秘められているかわかりません。いろいろな疑問を出し合い、リスク情報を共有し合うことは、最低限必要な科学的な作業だったはずです。

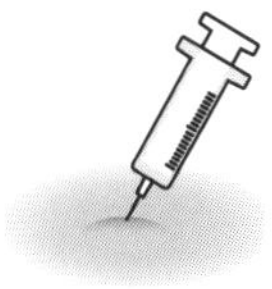

ワクチン被害者の存在を無視

そして河野太郎氏の所業でもっとも悪質なのは、「ワクチン被害者の存在を認めず、むしろ冒涜してきたこと」だといえます。

河野太郎氏は、現在でも「ワクチンによる死者は一人もいない」と喧伝しています。彼の主張としては、「ワクチン接種後に死亡した人の中でワクチンとの因果関係が明確になっている人は一人もいない」「だから、ワクチンによる被害者は一人もいない」とのことです。

しかし、因果関係を認めるかどうかは国が判断しているので、事実上、国が認めなければいつまでも認められないのです。つまりは、ワクチンでいくら人が死のうが、国が因果関係を認めなければ「ワクチンで誰も死んでいない＝安全」ということになるのです。

こういうバカバカしい論法の元で認められた安全性を、神の御託のごとく喧伝しまくり、いまだに「ワクチンが原因で死亡した人は一人もいない」などと、言い続けているのです。

このような非合理的、非科学的思考の人物を、ワクチン担当相に置いてしまったということは、日本の歴史的な不幸だと言えます。

河野太郎氏は、この乱暴な論法により、これまで「ワクチン被害者の存在は一切認めない」という姿勢を貫いてきました。

そのため、ワクチン被害者の会がつくられたときにも、まったく無視していました。またワクチン被害者の遺族に対しては、ツイッターであらかじめブロックするというような暴挙にも出ていました。被害者遺族から何か書き込まれないように、先回りしてブロックしているのです。

河野太郎氏は、ワクチン被害者にまず土下座して謝ってしかるべきですが、彼はあろうことかブロックして存在を消すなどという暴挙を行っているのです。

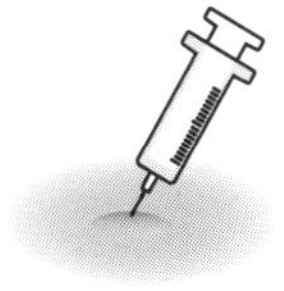

ワクチンに疑問を呈した国会議員団を荒唐無稽と揶揄する

世界のワクチン情報から遮断されている日本でも、２０２２年になると、さすがに「このワクチンはおかしいのではないか」という声が上がり始めました。

２０２２年6月には超党派の国会議員10数名による「子どもへのワクチン接種とワクチン後遺症を考える超党派議員連盟」がつくられました。

この会は、自民党の山田宏参議院議員、立憲民主党の川田龍平参議院議員などが発起人となってつくられたものです。穏健的な名称となっていますが、ワクチンに疑問を呈し、ワクチン後遺症やワクチン被害者の遺族の救済を目的とした会です。

ようやく国会議員も動いてくれたか、というところです。

が、この会がつくられたことは、一部の地方紙が報じただけで、大手メディアはほとんど報じませんでした。

この国会議員の動きに対して、河野太郎氏はどういう反応を示したのでしょうか？

この動きについても「デマ」だとして切り捨てようとしたのです。

同じ6月に、河野太郎氏はブログに次のような記事を載せています。

荒唐無稽なデマ

新型コロナウイルスに対するワクチンについて、相変わらず、さまざまなデマが流布されています。

デマの中には「ワクチンを接種した後に、ワクチンが原因で千数百人が亡くなった」などという荒唐無稽なものもあります。

これは副反応疑い報告制度の内容を誤解しているか、意図的にその情報をミスリードしています。

「ワクチンを接種した日より後に亡くなった」ということは、「ワクチンが原因で亡くなった」ということではありません。

副反応疑い報告制度に報告された死亡例には、ワクチン接種後に溺死したり、縊死した人も含まれています。

副反応疑い報告制度で報告されたワクチン接種後の死亡事例の中で、現時点でワクチン接種との因果関係があると判断された事例はありません。

米国でも2020年12月14日から2022年6月22日の間に、5億9300万回のワクチン接種が行われましたが、CDCによれば、ワクチンが原因となった死亡例はJ&J/Janssenワクチンの9例だけです。

オーストラリアでは、2022年3月までに2000万人近い人が少なくとも1回のワクチン接種を受けていますが、TGAによれば、ワクチンが原因で亡くなられたのはアストラゼネカ社のワクチン接種を受けた11例だけです。11例のうち8例は血小板減少症による血栓症で、2例はギラン・バレー症候群で、1例は免疫性血小板減少症です。

コロナワクチンは世界中で接種が行われ、その結果について、常にさまざまな科学的な研究が行われています。

SNSなどで流布されている科学的な根拠のない反ワクチンの風説に惑わされないように気をつけましょう。

2022・06・30河野太郎ブログより

このように、河野太郎氏はこの期《ご》に及んでも相変わらず「ワクチンで死亡した人は一人もいない」などというたわ言を繰り返しているのです。

「ワクチン接種と死亡との因果関係は証明されていない」ということだけを理由に、ワクチンで死んだ人はいない、という乱暴な主張をし続けているのです。

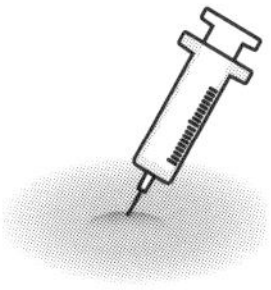

「ワクチン被害者の会」を冒涜する

また２０２２年10月には、ワクチン被害者の会（ワクチン被害者を繋ぐ会）がつくられました。

この会は、ワクチン接種後数日で死亡した人の遺族を中心につくられたものです。健康に暮らしていた人がワクチン接種後、数時間から数日で死亡したにもかかわらず、国からは「因果関係不明」とされ、何の補償も受けられない人が続出しており、その多くは泣き寝入りを余儀なくされていました。

が、そういうワクチン被害が増加し続け、さすがにもう黙っていられないということで、被害者の会がつくられたわけです。

この「ワクチン被害者を繋ぐ会」は、幾度か記者会見を行ったにもかかわらず、地方紙が取り上げる程度で、大手メディアは一切取り上げませんでした。ここにも、日本のワクチンを取り巻く環境の異常さが現れています。

また当然のごとく、河野太郎氏はこの「ワクチン被害者を繋ぐ会」の存在はまったく無視しています。それどころか、先ほども述べたように、ワクチン被害者を繋ぐ会に参加している被害者遺族のツイッターアカウントをブロックするというような暴挙にも出ています。

河野太郎氏は、自分の名前をネットで検索し、批判的な意見を持っているアカウントをあぶりだして、ブロックするということを前々から行っていました。そして、こともあろうに、ワクチンで死亡した遺族のこともネットで検索してあぶり出し、あらかじめブロックしていたのです。

遺族の方たちは、河野太郎氏のツイッターに抗議をしたりしていたわけではありません。河野太郎氏に対して何の行動もとっていないにもかかわらず、河野氏のほうから遮断したのです。

河野氏のこの所業は、

「コロナの被害者など認めない」

「コロナの被害はデマだ」

ということなのでしょう。

政治家としてというより、人間として恥ずべき行為だと筆者は思います。筆者が、河野太郎氏を糾弾する本を書こうと思った直接の原因は、このことです。

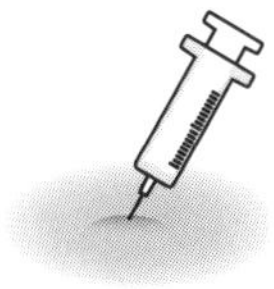

厚生労働省のワクチン接種率は10％？

2022年11月、前述した超党派の国会議員「子どもへのワクチン接種とワクチン後遺症を考える超党派議員連盟」が主催した「新型コロナワクチン接種と死亡事例の因果関係を考える勉強会」というものが開かれました。

ここには国会議員のほか、医療関係の専門家や、ワクチン接種被害者の会、厚生労働省の職員なども参加しています。

京都大学の名誉医学教授の福島雅典氏が、厚生労働省の職員に対し、

「なぜ（被害者の）全件調査をしないんだ」

と怒りを爆発させておられました。

また被害者の会からは、妊娠中に旦那さんを亡くされた女性（子ども3人を抱える）が、

「あなたたちの言葉を信用し、夫はワクチンを打ったのです」

と厚生労働省の職員に訴えましたが、職員側からの反応はありませんでした。

この女性の旦那さんは、妊娠中の女性にコロナをうつさないようにという厚生労働省の呼びかけに応じてワクチンを打ち、健康状態に何の問題もなかったのに、接種後3日目に亡くなられました。

にもかかわらず、長い間、因果関係は不明とされ補償も行われていなかったのです。

また福島教授などが、

「厚生労働省の職員の接種率は10%という話があるが、本当のところはどうなんだ?」

と詰め寄ったところ、厚生労働省の職員は、即座に否定はできず、

「現状を把握していません」

と答えるだけでした。

「今日中にデータを調べるように」

と言われていましたが、いまだに発表はありません。

みなさん、本当に考えてみてください。

このワクチンは、健康な人が接種して３日後に死んでも何の補償もしてくれないのです。もし本当に効果がある、安全だと思って接種を推進しているのであれば、副反応などがあった場合も、誠実に対応するはずです。

厚生労働省は「効果がないこと」「安全じゃないこと」を自分たちが知っているから、それを隠そうとしているとしか考えられません。

しかも、非常に、非常に残念なことに、ＮＨＫなど数社のメディアが取材に来ていたそうなのに、この勉強会のことは一切、報じられていないのです。

メディアは厚生労働省に忖度しているわけで、太平洋戦争中の新聞社とまったく同じなわけです。

「新型コロナワクチン接種と死亡事例の因果関係を考える勉強会」の動画は、ユーチューブやニコニコ動画でも配信されていましたが、すぐに配信停止になっています。

本当に危ない世の中になってきたものです。

しかしツイッターなどでは、この動画は今も配信されています。

特に福島雅典教授が、厚生労働省職員に怒りをぶつけている場面は、数百万人の人が閲覧し、英語、フランス語、イタリア語などにも翻訳され世界中の医療関係者から喝采《かっさい》を浴びています。

福島教授の怒りは、世界中の良心的な医療関係者の怒りを代弁したものだったのです。ツイッターで「福島先生」で検索してみてください。

この勉強会のことはネットで話題になったので、河野氏としても反応せざるを得なかったようです。しかし、河野氏の反応は、非常に幼稚でみっともないものでした。

河野太郎氏はツイッターで、この勉強会への返信という形で次のように発しました。

「コロナワクチンは世界中で数多く接種されたので、これに関する研究も数多く、査読された論文も非常に多数あります。反ワクのデマゴーグがまずやるべきことは、そういう論文をきちんと揃えて議論すること。」（河野太郎氏の２０２３年1月1日ツイッターより）

つまりは、この勉強会や福島教授の主張自体が反ワクチンのデマだと切り捨てようとしたわけです。

コロナワクチンに関しては、当初は肯定的な論文ばかりが発表されましたが、最近ではネガティブな論文、致命的な欠陥を指摘する論文も数多く発表されています。また世界中の研究者が、ワクチンの欠陥を指摘する方向に向かっています。

河野太郎氏は、そういう世界の情勢をまったく無視し、相変わらず「ワクチンは絶対正義」という論を振り回しているわけです。

ネットで猛批判される河野太郎氏

ワクチンの効果がいつまでたっても現れず、ワクチン被害の実態などが明らかになっていくにつれ、ネットなどでは河野太郎氏を批判する意見も多く見られるようになってきました。

河野氏はかつて週刊誌に「ワクチンに関して全責任を取る、と述べた」と書かれたこともあり、「責任を取れ」という声が強くなってきたのです。

それに対して、２０２２年12月31日に河野太郎氏は反論のブログを書いています。そのブログは、自分の責任を一切認めずに、言い逃れに終始する、まったくみっともないものでした。

その結果、河野太郎氏はさらにネットで批判されることになったのです。

ネットで批判を浴びた河野太郎氏のブログは次の通りです。

「ネット上のデマについて」　2022年12月31日河野太郎ブログより

インターネットは、誰でも自由に発信ができる場だからこそ、ここまで発展をすることができたのだと思います。

しかし、残念なことにそれを悪用し、デマ、フェイクニュースを意図的に発信する輩がいるのも現実です。

それをいちいち気にすることはないのかもしれませんが、最近、私に関して、あまりに悪質なデマをしつこく流されるようになってきました。

これからも悪質なものについては法的手段に訴えることを検討していきますが、そうしたデマのいくつかについてここで説明します。

「『ワクチンの後遺症について責任を持つ』と言ったのだから責任を取れ」

コロナワクチンの供給及び接種の推進を担当する大臣として心がけていたのは、実際に業務を行う自治体が、その自治体にあったやり方で接種を進められるようにということでした。

しかし、厚労省は個々の自治体の特色や現場の状況をしっかり把握することなく、一方的に、全国一律のやり方で接種を進めようとするきらいがありました。

そこで、自治体に対して、ワクチンの温度管理やワクチン接種の記録など、必要なことを守ってもらえれば、それぞれのやり方で接種を進めてもらってかまいませんと伝えました。

厚労省から接種の進め方についてクレームが入るようなことがあれば、私が責任を持ちますから遠慮なく、進めて下さいと伝えました。

あるいは令和3年5月21日の記者会見では、ワクチンが余った場合について、廃棄せず接種をするようにと、こう述べています。

「町長さんが先に打ったとか、何かいろいろなことで批判をされて、批判を恐れて廃棄をするというようなことがないように、自治体の裁量で廃棄をしないで有効活用してほしいと申し上げておりますので、自治体がやったことで批判があれば、それは私が責任を取ります。どうぞ遠慮せず貴重なワクチンを使っていただきたいと思います。」

予防接種の副反応による健康被害は、極めて稀《まれ》ですが、不可避的に生ずるものです。そのため、予防接種による健康被害を受けた者に対して特別な配慮をするために、法律で制度がきちんと設けられています。

誰かが責任をとる、とらないという問題ではありませんし、「運び屋」の私が「後遺症について」責任をとるなどという発言をしたことはありません。

日本では、副反応疑い報告制度により、ワクチン接種後の死亡事例が報告されていますが、現時点でワクチンとの因果関係が否定できないと判断された事例はありません。

予防接種法に基づく予防接種を受けた方に健康被害が生じた場合、その健康被害が接種を受けたことによるものであると厚生労働大臣が認定したときは、市町村により給付が行われます。

予防接種健康被害救済制度に基づく死亡一時金は、2022年12月時点で15人に支給されています。

これは、本制度が「厳密な医学的な因果関係までは必要とせず、接種後の症状が予防接種によって起こることを否定できない場合も対象」としているためです。

副反応疑い報告制度では因果関係不明とされている事例でも、救済される場合があります。

死亡事例の認定が行われたことは、「ワクチン接種が原因で死亡した」こととは異なります。

反ワクチングループが、私があたかも後遺症について責任をとるなどと発言したかのようなデマをしつこく流しています。

悪質なものに関しては、法的手段を検討します。

「ワクチンでこんなに人が死んでいるのに、『アメリカでは2億回ワクチンを接種して亡くなった人はいない』などとデマを流していた」

反ワクチングループが、ワクチン接種後に亡くなった人の数をあたかもワクチンが原因で亡くなったかのように喧伝しています。

しかし、「ワクチンを接種した後に亡くなった」ということは、「ワクチンが原因で亡くなった」ということではありません。

前述のように、日本においても、副反応疑い報告制度により、ワクチン接種後の死亡事例が報告されていますが、現時点でワクチンとの因果関係が否定できないと判断された事例はありません。

アメリカでは、CDC（Centers for Disease Control and Prevention）によれば、アメリカで2億回の接種が行われた当時、ワクチンが原因の死亡例は0でした。

2022年12月21日のCDCの発表では、2020年12月14日から2022年12月14日までの間にアメリカでは6億6600万回のワクチン接種が行われ、コロナワクチンが原因の死亡例は9件、すべてJ&J/Janssenのワクチンによるとされています。

河野太郎氏の愚かなところは、相変わらず「アメリカではワクチンを2億回打って死者は一人も出ていない」などと言っていることです。この期に及んで、まだ自分は一切間違っていないとでも言いたいのでしょうか？

何度か触れましたが、河野太郎氏は「ワクチンと死亡の因果関係が認められていない＝ワクチンは安全」という論法で、ワクチンの安全性を喧伝してきました。

ワクチン接種後に死亡した人に対する死亡一時金は、２０２２年2月時点で30人に支給されています。

しかし、河野太郎氏は「厳密な医学的な因果関係までは必要とせず、接種後の症状が予防接種によって起こることを否定できない場合も対象としているから支給しているのであって、因果関係が認められているわけではない」と言い張っているのです。

この部分は、非常にトリッキーな部分なので、詳しくご説明したいと思います。

厚生労働省は、ワクチン接種後の健康被害について補償することにしていますが、この補償対象は「明確にワクチンとの因果関係が認められなくても、状況的に見てワクチンとの因果関係が否定できないもの含める」ということになっています。この部分は、本来はワクチン被害者を広く救済するためのものなのに、政府側の逃げ道になっているのです。

「あくまでワクチンとの因果関係は認めていませんよ。可能性が否定できないから補償するのです」

ということで「ワクチンとの因果関係がない」かのように言いくるめてしまおうとしているのです。

しかし、重大なことは、「ワクチンとの因果関係は否定できない」のであって、「因果関係がない」のではないのです。

「因果関係がない」と「因果関係が否定できない」という言葉は、大きな意味の違いがあります。前者は絶対に安全ですが、後者はかなり危険です。にもかかわらず、河野太郎氏は、本当は「かなり危険なもの」を「絶対に安全なもの」というような言い方をしているのです。

また、これまで河野太郎氏が喧伝してきた「90%以上の発症予防効果」などはどこに行ったのでしょうか？　90%以上の発症予防効果があるからこそ国民に打て、打てと喧伝してきたのであり、これがまったく当たっていないことについてはどう責任を取るおつもりでしょうか？

筆者は河野氏に問いたい。

あなたが当初言っていたワクチンの目的は、一つでも達成されたのか？

もしワクチンの有効性と安全性が科学的に立証されているのなら、なぜ当初の目的が何一つ達成されていないのか？

自分が約束したことが何一つ達成されていないことに対する責任は、どうするつもりなのか？

あなたは、製薬会社が発表した製薬会社にもっとも都合のいいデータだけを吹聴し、ネガティブなデータが出てきても、それを世間には一切流さなかった、それが現在の日本の「ワクチン接種率１位、感染率も死亡率１位」という絶望的な状況をつくり出したのではないのか？

一国のワクチン担当相が、「絶対に安全で絶大な効果がある」とさんざん喧伝してきたのですから、国民の多くが盲信してしまうのも無理はありません。河野太郎氏は、これらの発言について全面的に責任を負わなければならないはずです。

「責任を負うとは言わなかった」

などという幼稚な言い逃れが通用するはずはないのです。

そして河野太郎氏の一番悪質な所業は、「深刻な副反応被害についてまるでなかったことのように扱って無視してきたこと」です。

「普通の生活していた30代の成人男性が、３人の子どもを残してワクチン接種３日目に死亡した」

こういう被害者の存在を認めないどころか、遺族のツイッターをブロックしているのです。あんたは血の通った人間か？　と言いたくなるのは私だけではないはずです。

また河野氏はブログで、「悪質なデマに対して法的手段を検討している」という脅しのようなことを書いていますが、恥ずかしくないのでしょうか？

政治家というのは、世間の批判を受け入れるのが当たり前であり、それが仕事のはずです。

また、悪質なデマというのであれば、河野氏が当初言っていたことの多くは後に誤りだったことが判明していますが、これこそがもっとも悪質なデマだったはずです。河野氏の吐いたいい加減な情報を信じ込み、ワクチンを打った人は大勢いるのです。何百万、何千万人の健康に大きな影響を与えているのです。

しかも、ワクチンに少しでも疑問を持つ人に対しては、「反ワクチン」「陰謀論」などと揶揄してきたのです。そういう人たちの名誉はどうなりますでしょうか？

他人のことをとやかく言う資格など、あなたにはまったくないのです。

2023年になっても「ワクチンは絶対安全」と言い切る

２０２２年の後半になると、週刊誌などで新型コロナワクチンの危険性を報じる記事が、かなり出るようになってきました。

そして２０２３年になると堰《せき》を切ったようにワクチン被害の記事が出回るようになりました。『週刊新潮』、『週刊現代』、『東洋経済』、『プレジデント』、『女性セブン』などのほか、『ニューズウィーク日本版』までもが、ワクチン被害や超過死亡のことなどを報じています。

記事の内容も、政府の諮問機関の委員なども歴任していた新潟大学名誉教授の岡田正彦氏、薬剤疫学などの第一人者である京都大学名誉教授の福島雅典氏、大阪市立大学名誉教授の井上正康氏などのコメントや、国際的な医学誌の記事、『ウォール・ストリート・ジャーナル』の記事を紹介するなど、非常に科学的なアプローチをしていました。

雑誌側としても「陰謀論」などのそしりを受けないように、細心の配慮をしたうえでの記事掲載をしていたのです。「一部のマイナー雑誌が騒いでいる」という状況では決してないのです。

これに対して河野太郎氏は、この期に及んでもワクチンのリスクを一切認めず、相変わらず「ワクチンは絶対に安全で効果がある」という主張をブログで展開していました。世界中のワクチン推進派の政治家や専門家でさえ、もう口にしなくなったような「ワクチン絶対主義」を相変わらず貫いているのです。

以下は、2023年1月29日の河野太郎氏のブログです。

続コロナワクチンについて　2023年1月29日

最近、一部のマスコミがワクチンに関するセンセーショナルな記事を書いています。
しかし、記事の内容は、相変わらず、ワクチンを接種した後に何人が死んでいるといったワクチンの危険性を煽るような記事で、
科学的とは言えず、HPVワクチンの二の舞にならないかと危惧しています。
ファイザーのワクチンの治験では、2020年7月から11月の間に21621人がワクチンを接種し、重篤な有害事象が出たのはそのうち0・6%にあたる126人、

死亡したのは0・1％未満の2人です。

これだけみると、ワクチンで死亡者が出た、重篤な有害事象も100人以上に出ていると、反ワクチン派が騒ぎそうですが、治験では、同じように2163１人がプラセボ（偽薬）を接種し、0・5％にあたる111人に重篤な有害事象が出て、やはり0・1％未満の４人が死亡しています。

つまり、2万人の中には、一定期間にワクチンと関係なく重篤な有害事象にあたる人や死亡する人がある程度の数は出ているわけで、ワクチン接種と有害事象や死亡との因果関係はないと言えます。

モデルナの場合も、2020年5月から11月の間にワクチンを接種した15185人のうち、重篤な有害事象は89人、死亡は2人、プラセボ（偽薬）を接種したのは15166人、重篤な有害事象は93人、死亡は3人で、やはり、ワクチン接種と重篤な有害事象や死亡との因果関係はないと言えます。

ワクチン接種者の副反応疑い報告制度やアメリカの有害事象報告制度（VAERS）では、ワクチン接種者のデータしか存在しません。

有害事象の報告基準が主観的になる可能性があり、また、非接種者との直接比較がないため、ワクチン反対派のワクチンで死亡者が出たという扇動に煽られやすくなってしまいます。

この課題を克服する目的で、アメリカのCDCは九つの民間病院群と共同でワクチン接種者と非接種者の間で有害事象の頻度を比較するプロジェクトを行っています。

その結果、やはりワクチンが原因で死亡者が増えているということはないことがわかりました。

新型コロナウイルスのワクチンは、世界的に、非常に多くの人に接種されています。

そしてこのワクチンに関する多くの研究が行われ、論文が書かれ、科学的な分析が行われています。

メディアには、私の知っている誰々がどうしたというエピソードではなく、しっかりとした研究の成果による科学的なエビデンスに基づいた記事を書いてほしいと思います。

このブログを読むと、河野氏はアメリカのCDCや製薬会社の出したデータを絶対視し、ほかの情報を一切認めないという、あまりに頑愚《がんぐ》な思考だということがわかります。

筆者は河野太郎氏に聞いてみたいものです。

アメリカのCDCや製薬会社は、当初、「ワクチンは90％以上の発症予防効果がある」と発表しました。その発表をもとに、世界中の国々がワクチン接種を行ったのです。

しかし、このワクチンに90％以上の発症予防効果があったでしょうか？

ワクチン接種を推進した国々は、軒並み感染爆発に見舞われました。

アメリカCDCや製薬会社が喧伝した「当初のワクチン接種の目的」ですらまったく達成されていない、むしろ逆効果の結果をもたらしているのです。

となれば、アメリカCDCや製薬会社の発表は、もう鵜呑みにしない、というのが、ごくごく当たり前の反応のはずです。しかし、河野太郎氏はそういう当たり前の反応をせずに、相変わらず、アメリカCDCや製薬会社の言うことを鵜呑みにしているのです。

その頑愚さは想像を絶するものがあります。

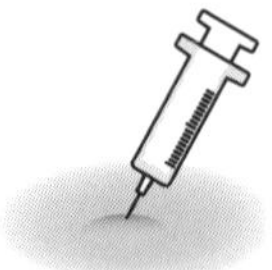

なぜワクチンに関する日本独自のデータがないのか？

また河野太郎氏は、このブログでＣＤＣのデータを引き合いに出していますが、このことにも筆者は非常に違和感を覚えます。

すでに日本でワクチン接種が開始されてから2年経っています。なのに、なぜ日本のデータを引用できないのでしょうか？

2年間もの経験があるのですから、そのデータの蓄積を使えば、自国民にわかりやすくワクチンの功罪を説明できるはずです。ワクチンが有効で安全だ、というのであれば、日本国内でのデータを用いて、それを証明すればいいだけの話です。そうすれば、国民も納得するはずです。

しかし河野太郎氏は、それができないのです。

これは、政府がまともにデータを収集していないということを意味しています。

突貫工事でつくられたワクチンなのですから、丹念な追跡調査は不可欠だったはずです。

しかし、日本政府はそういう追跡調査は一切行っていないのです。いまだにワクチンの有効性、危険性については、アメリカCDCや製薬会社のデータから引用するしかないのです。

このことについても、初代のワクチン担当大臣である河野太郎氏の責任は重大なものがあります。彼がデータ収集を命じていなかったので、日本ではワクチン接種に関するデータがまったく蓄積されていないのです。

科学の科《か》の字も知らない人間が、科学の結晶であるワクチンの担当相になっていたのです。日本にとって、これほどの不幸はないと言えるでしょう。

しかも河野太郎氏は「頑愚」だけではありません。ワクチン懐疑派に対しては、すさまじく「狡猾《こうかつ》」なのです。河野氏は、まるで週刊誌が、その辺の口コミを集めただけでまったくいい加減なことばかりを書いているように主張しています。

しかし前述したように昨今、週刊誌で取り上げられているワクチン記事は、決して「私の知っている誰誰がどうした」というようなエピソードではありませんし、科学的なエビデンスに基づいた記事ばかりです。

にもかかわらず、「陰謀論に過ぎない」というような主張をしているのです。一国の大臣が「いい加減な記事で信じるに足らない」と言っているのだから、雑誌の記事を読んでいない人は、河野太郎氏の言うことを信じてしまうはずです。

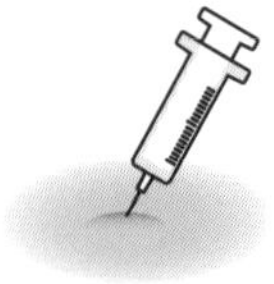

世襲政治家は日本の癌？

ところで、河野太郎氏は典型的な世襲政治家です。

祖父は副総理、実父は衆議院議長を務めた国会議員であり、曾祖父の代から続く政治家一族です。

この世襲政治家は、日本の政治を大きく歪めている理由の一つになっています。河野太郎氏が、情報分析に疎く、判断力もなく、批判にだけは異常に反応する、つまり無能なのも、一つには世襲政治家だったということが原因だと思われます。

河野太郎氏には、世襲政治家の悪い部分が全部出ているといえます。

「人の声を聞く」と言いながら、自分に都合の悪い意見には一切耳を貸さない。それどころか相手をののしって自分を正当化するのです。そして周囲に、まっとうな提言をしてくれる人がおらず、裸の王様状態となっているのです。

これまで述べてきた河野太郎氏の失敗がすべて世襲のせいとは言いませんが、世襲であることが河野太郎氏の思考に大きな影響を与えていることは否めないでしょう。

菅《すが》元首相など非世襲政治家にも無能な政治家はたくさんいますが、世襲政治家の場合はその割合が異常に高いのです。なにより、世襲政治家が議席をとることによって、ほかの有能な政治家の議席が一つ減るわけですから、国のためになるわけはないのです。

日本は先進国の中では異常に世襲議員が多いのです。テレビ朝日のデータによると日本の衆議院の23%は世襲議員です。

アメリカ、イギリスは7%程度、ドイツは1%以下です。しかも日本の場合、過去20年で首相9人のうち6人が世襲議員なのです。

こんな国は、先進国にはどこにも見当たりません。

世襲制の弊害というのは、人類の永遠の課題とも言えるものです。

日本でも聖徳太子の時代から「門閥によらない人材登用」を掲げた政治改革が幾たびも行われてきました。しかし時間が経てば改革は骨抜きにされ、世襲制が復活してくるのです。

あの明治維新も、テーマの一つが世襲制の廃止でした。

江戸時代のような、生まれた家柄で身分や職業が決まってしまう社会を廃し、家柄や身分に関係なく自分の能力に合った仕事や地位につける社会をつくる、というのが明治維新の目的でもあったのです。

政治家というような、国の行く末を担うリーダーは当然、有能な人材でなければなりません。政治家の家に生まれた者が自動的に政治家になるというようなシステムがあっては絶対にならないのです。

そして現在の日本の低迷と世襲政治家の増殖は、まったくリンクしているのです。

日本は戦後、世襲政治家が首相になるケースはほとんどなく、平成になるまでの14人の首相のうち、世襲政治家は鳩山一郎だけでした。

しかし平成になってからは世襲政治家ばかりが首相になるようになり、実に6割以上の首相が世襲政治家だったのです。

平成時代の日本は「失われた30年」とも言われ、日本が急速に衰退していった時期なのですが、この平成時代には世襲首相が激増しているのです。

日本が、何十年も前からわかっていた少子高齢化をまったく防ぐことができず、国民生活がどんどん苦しくなってしまったのも、世襲政治家ばかりになったことが原因の一つだと思われます。

また世襲政治家の弊害として、利権やしがらみの引継ぎという面もあります。

親がもっていた利権やしがらみは、子どもにもそのまま引き継がれます。

旧統一教会と関係が深い政治家が異常に多かったのも、親の世代から付き合いがあったことが要因の一つとして考えられます。

そして日本でこれだけ世襲政治家が増えたのは、相続税の優遇制度が非常に大きな原因だと思われます。

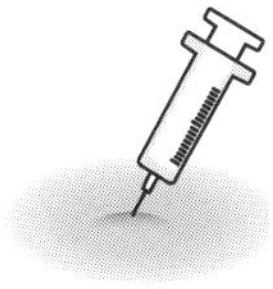

なぜ日本は世襲政治家が多いのか？

そもそも政治家というのは、税制上、非常に優遇されています。

税務の世界には、十五三一（とおごおさんぴん）という俗語があります。

これは、各業界が税務当局に収入を正確に把握されている割合を示すものです。サラリーマンは10割、自営業者は5割、農業は3割、政治家は1割の収入を税務当局が把握しているという意味です。

「政治家は収入の1割しか把握されていない」

ということは、1億円収入がある人でも1000万円の収入にしか税金はかからないのです。簡単に言えば、税金が本来の10分の一でいいということです。

この十五三一の俗語は、多少大げさな面があります。しかし、政治家がとても優遇されているのは確かです。

政治家の収入は、大きく2つあります。

一つは歳費です。

つまり、議員としての給料です。政治家が税金の申告しているのは、ほとんどが歳費です。しかし政治家の収入は、もう一つのほうが大きいのです。

もう一つの収入とは、寄付金のことです。

力のある政治家ほど、多くの寄付を集めることが出来ます。

政治家によっては、歳費の何十倍、何百倍の政治献金をもらっています。でも政治献金は「税制上の収入」にはなりません。

政治献金には、事実上税金がかからないのです。

というのは、献金は政治家本人にされるのではなく、政治団体にされる建前になっています。

政治団体には、税金はかかりません。だから政治家の献金収入には、税金がかからないのです。

そのため事実上、税務署のチェックは入りません。政治団体が献金されたお金をどういうふうに使おうと税務当局からのチェックはないのです。

政治資金の使い道は政治資金規正法の制約は受けますし、会計報告書を国に提出する義務があり報告書は公表されます。しかし一般企業のように、税務署の厳しい調査を受けることはないのです。

税務署の税務調査では、銀行口座や取引相手の調査などが行なわれ、不正な収入や支出がないか厳重にチェックされますが、政治家にはそれがないのです。

税務署も、本当はやろうと思えば政治団体への税務調査はできるのですが、政治家には遠慮しているのです。

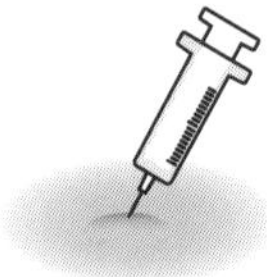

事実上、政治家の資産には税金が課せられない

しかし、世襲政治家の場合は、さらに優遇制度があるのです。

というのも、世襲議員は莫大な財産を無税で相続しているのです。

一般の人が親や親族から遺産を譲り受けた場合は、相当の相続税が課せられます。最高税率は55%です。

しかし、政治家の場合、どれだけ大きな遺産をもらおうと、事実上、相続税が課されていないのです。

まず、彼らの「地盤」には相続税が課せられません。政治家の最大の財産は「地盤」です。政治家は選挙では、かなりお金を使います。長い間お金を使って培《つちか》ってきた「地盤」というのは、政治家にとって生命線でもあり、もっとも大きな財産です。

国会や地方議会では、二世議員があふれています。彼らは先代の地盤を受け継いだだけで当選してきています。

彼らが地盤を引き継がずに、一から政治活動を行おうとすれば、相当のお金がかかるはずです。

地盤がなにもない人が、政治を志して立候補しようと思えば、初期費用だけで市会議員レベルで数千万、県議会レベルで数億、国会議員では数十億単位の金がいるといわれています。

しかもそれは初期費用であり、それなりの地盤をつくるためには、気の遠くなるような莫大な費用がかかるのです。

では世襲議員たちは「地盤」を受け継ぐときに、贈与税や相続税を払ったかというと、もちろん否です。

「選挙の地盤が相続税の対象になるわけはないじゃないか、そんな屁理屈を言うな」

と言われる人もいるかもしれません。

でも日本の税制では、本来、選挙の地盤にも相続税はかかるはずなのです。

相続税法では金銭的な価値があるものならば、すべて相続税の対象となることになっているのです。

選挙の地盤は、相当な金銭的価値があるのは明らかなのだから対象にならないはずはないのです。

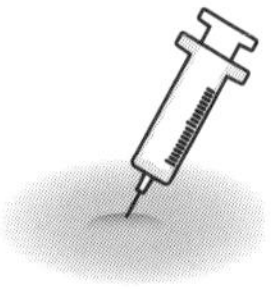

政治団体という法律の抜け穴

また世襲議員は「地盤」だけではなく、譲り受けたお金や財産についても、ほとんどの場合、相続税がかかりません。

というのも、国会議員はだいたい自分の政治団体をつくっています。

この政治団体が、法律の抜け穴になっているのです。

政治団体に個人が寄付をする場合、非課税となっています。そして政治資金規正法で、個人は政治団体に年間２０００万円までは寄付できるようになっています。

だから、親が毎年、２０００万円を子どもの政治団体に寄付していけば、相続税をまったく払わずして、自分の資産を譲り渡すことができるのです。

さらに、政治団体から政治団体に寄付をする場合も、非課税であり、しかもこの場合は、寄付金の上限額はありません。

世襲議員の場合、親も本人も別個の政治団体をつくっています。

だから、親の政治団体から子どもの政治団体に寄付をするという形を取れば、何億円であろうと何十億円であろうと無税で相続することができるのです。

もし、親が急に死亡した場合でも、親の政治団体から子どもの政治団体にお金を移せば、相続税はゼロで済むのです。

このように親の政治家がため込んだお金が無税で子の政治家に渡るシステムがあるので、世襲政治家が増殖することになったのです。

少なくとも、この相続税の優遇制度は廃止しないと、世襲政治家の増殖は止められないし、日本の低迷も止められないのです。

あとがき

新型コロナワクチンほど、評価が下がり続けているものはありません。

新型コロナワクチンは、当初は「コロナを終わらせる夢のワクチン」としてもてはやされました。しかし時を経るごとに、ワクチンの効果や安全性に関する疑問が噴出し、1年後には、世界中のほとんどの人々がワクチンを打たなくなっていました。

また本文でも述べましたが、ワクチンの効果や安全性に疑問を投げかける論文も、昨今、次々に発表されています。そしてあれほど、ワクチンを推奨していたWHOも、2023年3月に、ブースター接種と若年者へのワクチン接種の推奨をやめました。

河野太郎氏をはじめとするワクチン推進者たちも、さすがにもう「このワクチンはヤバかった」と思っているはずです。もし今の段階でも、ワクチンの効果や安全性を心底信じているのであれば、あり得ないような愚者です。

彼らも、おそらくワクチンを推進したことを後悔しているでしょう。

河野太郎氏が2023年1月のブログで「自分はワクチンの運び屋に過ぎないから安全性の責任など負えない」と書いたのも、ワクチンの欠陥に気づいたからでないかと私は推測しています。

そして今、河野太郎氏らが考えていることは、おそらくは「この事件をうやむやにしてしまうこと」ではないでしょうか？　とりあえず少しずつ被害者の補償はしておいて、「でも誰も責任はなかった」ということで収めてしまおう、「あの状況から見れば無理はなかった」ということにしてしまおうということではないでしょうか？

しかし、それは絶対に阻止しなければなりません。

河野太郎氏の言動や行動は、決して「仕方がなかった」で済まされるものではないのです。彼がごく普通の良識ある言動や行動をとっていれば、ここまで日本人がワクチンで苦しむことはなかったのです。まだこれから多くの日本人が、ワクチン後遺症やその不安にさいなまれることになります。河野太郎氏の責任は、相当に大きいのです。

今、世界中でワクチンを糾弾する動きが始まっています。

新型コロナ最大の被害国であり、新型コロナワクチンの開発国でもあるアメリカで、その動きがもっとも激しいと言えます。

アメリカ・フロリダ州では2021年11月の段階で、職場でワクチンを義務づけることを禁止し、2022年3月には子どもへワクチンを接種しないように勧告、また2023年にはワクチンが重大な健康被害を及ぼすという警告を発しています。

このフロリダ州の動きは、今後のアメリカに大きな影響を与えると見られています。というのも、フロリダ州知事のロン・デサンティス氏は2024年の大統領選に出ると目されています。しかも現在の世論調査の支持率では現職大統領のバイデン氏、前大統領のトランプ氏をしのいでNO.1なのです。つまり、アメリカ国民の多くは、ロン・デサンティス氏のワクチン政策を支持しているということです。

アメリカに限らず、ヨーロッパでもワクチンを強力に推進していた指導者たちは次々に政権の座から降りています。この世界の流れから言って、河野太郎氏らのワクチン推進主義者たちが、いつまでも責任から逃げおおせるはずは絶対にないのです。

筆者は河野太郎氏に改心を勧めます。

一刻も早くコロナワクチン政策の失敗を認め、数々の誤りを謝罪し、全力で追跡調査を行ってワクチン被害者の救済を行うのです。

これを行ったところで、河野太郎氏の責任が消えるものではありませんが、少なくともこれはマストで早急にやるべきことです。

彼の汚名は、現代だけで収まるものではありません。人類の歴史が続く限り語りつがれるほどのものなのです。現在の保身を考えている場合ではないと言えます。

ところで本書の内容の一部には、筆者のメルマガ記事を引用しています。もしかしたら、ネットの掲示板やツイッターなどで見かけた文章と同じような記事を本書で発見した人もいるかもしれません。が、「こいつはネットの文章を勝手に引用している」などと早とちりしないでください。

筆者がメルマガに書いた超過死亡に関する記事は、著者名を記されずにネットで拡散され、今でもいたるところで見ることができます。これは筆者の著作権が侵害されている状態なのですが、多くの人に知ってもらいたい内容なので、特に抗議などはしていないのです。そのため、ネットの文章と似たものが本書に載っているケースがありますが、その点、悪《あ》しからずご了承ください。

最後に、筆者の無理を聞いて本書を出版していただいた、かや書房の岩尾悟志氏、名誉毀損に当たらないように原稿をチェックをしていただいた弁護士事務所をはじめ、本書の制作に尽力していただいた皆様に、この場をお借りして御礼を申し上げます。

２０２３年3月　　大村大次郎

大村大次郎（おおむら・おおじろう）

1960年生まれ、大阪府出身。

元国税調査官。主に法人税担当調査官として10年間国税庁に勤務。

現在は経営コンサルタントの傍ら、ビジネス・税金関係を中心に、幅広いジャンルにわたる作品の執筆を行なっている。フジテレビドラマ『マルサ!!』、テレビ朝日『ナサケの女』監修。著書に『脱税のススメ』シリーズ、『教養として知っておきたい33の経済理論』（彩図社）、『お金の流れでわかる世界の歴史』（KADOKAWA）、『お金の流れで読み解くビートルズの栄光と挫折』（秀和システム）、『起業から2年目までに知っておきたいお金の知識』（かや書房）『金持ちに学ぶ税金の逃れ方』（ビジネス社）などがある。

河野太郎とワクチンの迷走

2023年5月4日　第1刷発行
2023年6月5日　第2刷発行

著　者　　大村大次郎

発行人　　岩尾悟志
発行所　　株式会社かや書房
〒162-0805
東京都新宿区矢来町113　神楽坂升本ビル3F
電話　03-5225-3732（営業部）

印刷・製本　　中央精版印刷株式会社

Printed in Japan
ISBN978-4-910364-31-5 C0031